Systemische Einzeltherapie

Systemische Praxis

Band 3

Systemische Einzeltherapie

von Univ. Doz.Dr. Konrad Peter Grossmann

Systemische Einzelthrapie

von

Konrad Peter Grossmann

HOGREFE

GÖTTINGEN · BERN · WIEN · PARIS · OXFORD · PRAG
TORONTO · BOSTON · AMSTERDAM · KOPENHAGEN
STOCKHOLM · FLORENZ · HELSINKI

Univ. Doz. Dr. Konrad Peter Grossmann, geb. 1958. 1979-1980 Studium der Psychologie und Psychopathologie in Salzburg. 1980 Dissertation. 2005 Habilitation. Ausbildung in systemischer Familientherapie (ÖAGG), systemischer Supervision (ÖAGG/IGST) und Mediation (ÖBM); Weiterbildung in Verhaltenstherapie (AVM), klientenzentrierte Therapie (ÖGWG), Hypnotherapie (MEGA) und Traumatherapie (FJB). Seit 2006 Mitarbeiter der Ambulanten Systemischen Therapie Wien (AST/Wien). Seit 1995 Lehrtherapeut für Systemische Familientherapie (lasf/Wien). Lehrtätigkeit an der FH für Soziale Arbeit/Linz und der Universität Klagenfurt..

Bibliografische Information der Deutschen Nationalbibliothek
Die Deutsche Nationalbibliothek verzeichnet diese Publikation in der Deutschen Nationalbibliografie; detaillierte bibliografische Daten sind im Internet über http://dnb.dnb.de abrufbar.

Göttingen · Bern · Wien · Paris · Oxford · Prag · Toronto · Boston
Amsterdam · Kopenhagen · Stockholm · Florenz · Helsinki
Merkelstraße 3, 37085 Göttingen

http://www.hogrefe.de
Aktuelle Informationen · Weitere Titel zum Thema · Ergänzende Materialien

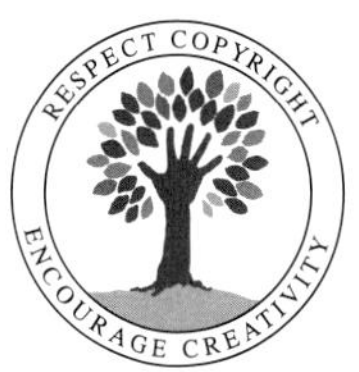

Umschlaggestaltung: Daniel Kleimenhagen, Hildesheim
Satz: ARThür Grafik-Design & Kunst, Weimar
Druck: Media-Print Informationstechnologie GmbH, Paderborn
Printed in Germany
Auf säurefreiem Papier gedruckt

ISBN 978-3-8017-2463-4

„Was singt Ihr Leute da?“
„Wir singen das Land herbei.
Dann kommt das Land schneller.“

(Bruce Chatwin, Traumpfade)

Inhaltsverzeichnis

1 Einleitung

Thema eines Therapiegesprächs war die ablehnende Haltung eines Klienten sich selbst gegenüber. Die negative Beziehung zum eigenen Selbst war eng mit seiner Erfahrung wiederkehrender depressiver Episoden verbunden, die er durch Alkohol- und Drogenkonsum zu lindern suchte.

Wir sprachen über unterschiedliche „Stimmen“, mit deren Hilfe er sein Selbst kommentierte: Neben einer Stimme des „Nie-gut-genug“ identifizierte er eine Stimme der „Verachtung“, eine leise und selten in Erscheinung tretende Stimme der „Anerkennung“, die an das Gelingen besonderer Leistungen gebunden war, sowie – nach längerem Nachdenken – eine Stimme der „Güte“, die seinen Glauben daran, ein guter Mensch zu sein, abbildete. Aus welchen Quellen auch immer sich therapeutische Metaphorik speist: In unserem weiteren Gespräch wurden diese Stimmen den Mitgliedern einer Rockband (als Bezugspunkt dienten die Rolling Stones) gleichgesetzt, die sich rund um einen Frontman – das Selbst des Klienten – gruppierten.

Ich bat ihn, die gegenwärtige Bedeutung und Gewichtung der einzelnen Bandmitglieder auf dem Systembrett zu veranschaulichen (vgl. Abb. 1). Er positionierte sein Selbst in der Mitte des Bretts mit Blick auf die Stimmen des „Nie-gut-genug“ und der „Verachtung“. Für die Stimme der „Güte“ wählte er eine kleinere Figur, die er hinter dem „Selbst“ platzierte, die Stimme der „Anerkennung“ positionierte er vom Selbst abgewandt am Rand des Systembretts hinter der Figur des Selbst mit diametral entgegengesetzter Blickrichtung.

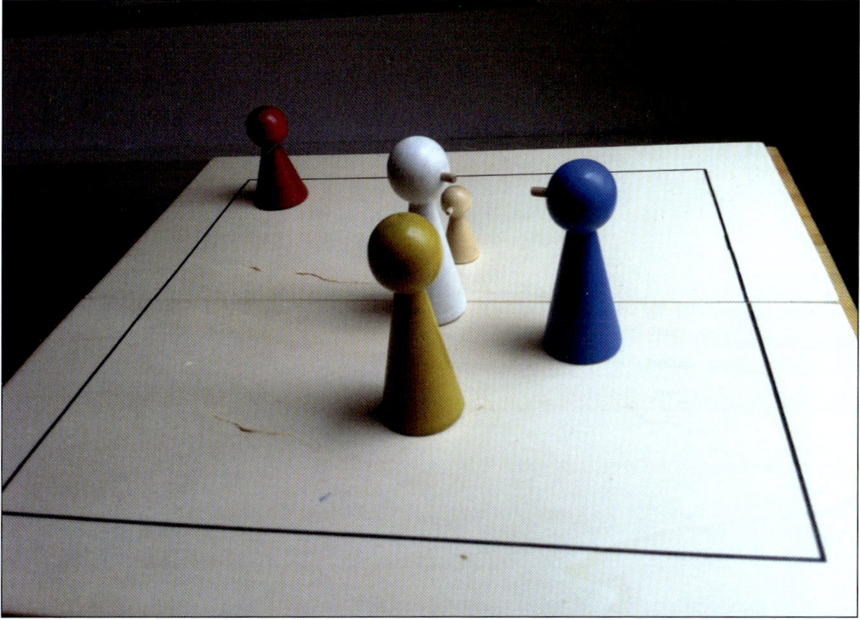

Abbildung 1: Die problemverbundene Anordnung der „Inneren Band“ des Klienten, abgebildet mit dem Systembrett: Im Vordergrund die Stimmen des „Nie-genug“ und der „Verachtung“, in der Mitte das Selbst des Klienten (weiße Figur), im Hintergrund die Stimme der „Güte“ und (abgewendet) der „Anerkennung“ (rote Figur).

Im Dialog über die Darstellung gingen wir einer Reihe von Fragen nach: Wie war die gegenwärtige Konstellation entstanden? Wann waren die einzelnen Stimmen/Mitglieder zu seiner Band gestoßen? Mit welchen Personen seiner gegenwärtigen wie früheren Lebenswelt waren die einzelnen Stimmen assoziiert? Wie sich zeigte, war die Stimme des „Nie-gut-genug" eng mit der Stimme seines Vaters verbunden; die Stimme der „Verachtung" resultierte aus seiner Erfahrung, als Arbeiterkind in einer höheren Schule immer ein Außenseiter gewesen zu sein.

In weiterer Folge sprachen wir darüber, wer in seinem Leben zu den Stimmen der „Güte" und der „Anerkennung" beigetragen hatte. Beide Stimmen waren eng mit den wenigen positiv besetzten Personen verknüpft, die zu seiner Entwicklung beigetragen hatten: Mit einem Mönch, in dessen Nähe er einige Jahre gelebt, mit einem Lehrer, der ihn ermutigt und bestätigt, mit einem Therapeuten, der ihn über lange Zeit hinweg begleitet hatte – vor allem aber mit seiner Freundin, mit der er seit kurzem in Liebe verbunden war. Wie sich zeigte, hatten die Stimme der „Verachtung" und des „Nie-gut-genug" sein Leben noch vor wenigen Jahren weit mehr dominiert als gegenwärtig.

So wendete sich unser Dialog der Zukunft zu. Wir gingen von der Annahme aus, dass diese Entwicklung einen weiteren guten Fortgang nähme: Wie würde sich die Konstellation seiner Band in den nächsten ein bis zwei Jahren wandeln? Der Klient illustrierte diesen Unterschied auf dem Systembrett, indem er jene beiden Figuren, welche die „Güte" und die „Anerkennung" repräsentierten, links und rechts von seinem „Selbst" positionierte (die kleine Figur der „Anerkennung" wurde durch eine größere ersetzt). Auch die Stimme des „Nie-gut-genug" erfuhr eine Veränderung. Der Klient ersetzte sie durch zwei Figuren, wobei die erste weiterhin das „Nie-gut-genug", die zweite hingegen eine produktive Stimme „hilfreicher Selbstkritik" repräsentierte (vgl. Abb. 2).

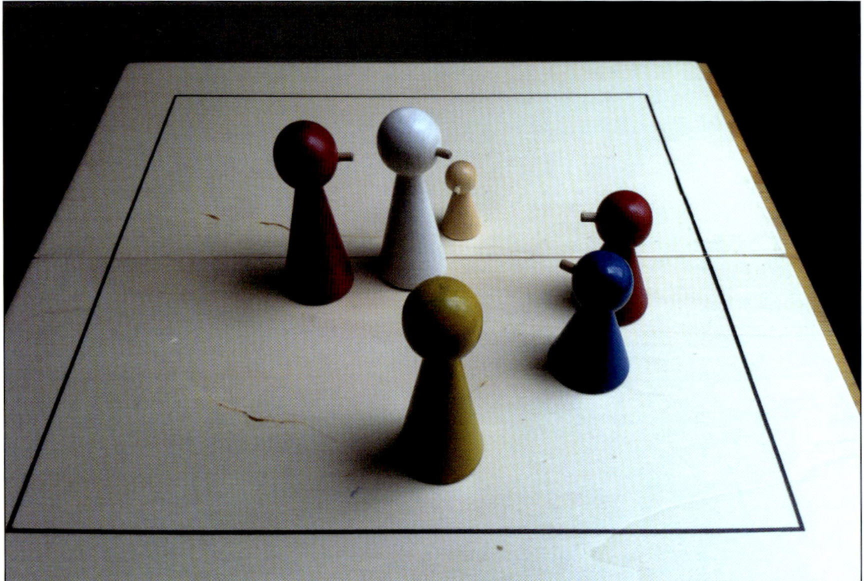

Abbildung 2: Die mehr lösungsverbundene Anordnung der „Inneren Band" des Klienten: Die Stimme der „Verachtung" ist aufgeteilt in eine Stimme der „Verachtung" und der „hilfreichen Selbstkritik" (rechts im Bild), die Stimmen der „Anerkennung" und der „Güte" finden sich näher beim Selbst des Klienten.

Das Gespräch endete mit einer Klärung und Konkretisierung des dargestellten Unterschieds – der Klient beschrieb eine Reihe von Zeichen, an welchen er wie auch seine Freundin die beschriebene Verwandlung erkennen würden – und einer abschließenden Würdigung des Klienten durch das Reflektierende Team.

Nach der Therapiestunde fiel mir der Song ein, der zu unserem Gespräch gepasst hätte: „As Tears go by" von den Rolling Stones.

It is the evening of the day
I sit and watch the children play
Smiling faces I can see but not for me
I sit and watch as tears go by ...

„As Tears go by"[1]: Therapie – so dachte ich nach dieser Stunde – ist im guten Fall ein Rahmen, in welchem Unglück vergeht oder leichter wird. Es ist der Versuch, aus einem „sad song" von Klienten ein besseres Lied zu machen – eines, das weniger mit Belastung und Einschränkung einhergeht, eines, das mit der Linderung und Auflösung bio-psycho-sozialer Leidenszustände verbunden ist, eines, das mehr mit der Erfahrung von Glück und mit einer Erweiterung der Möglichkeiten von Klienten verknüpft ist[2].

Im Sommer 2011 lud mich Günter Schiepek ein, an einer Schriftenreihe zur Systemischen Therapie mitzuwirken. Zum Zeitpunkt dieser Einladung beschäftigte mich die Analogie zwischen Psychotherapie und jener Musik, die in den 1960er und 1970er Jahren zeitgleich mit der Systemischen Familientherapie entstanden war – der englischen Beatmusik und dem Revival der amerikanischen Folkmusik (Grossmann, 2012a). Diese Analogie bildete den Hintergrund des hier vorliegenden Textes, der rund um „Songlines" der Prozess- und Beziehungsgestaltung sowie der Modellbildung langsamer systemischer Einzeltherapie kreist. Es mag sein, dass das Hören einzelner Lieder – jener von Joni Mitchell, jener der Beatles, jener von Bob Dylan, jener von Peter Ratzenbeck und anderen –, von welchen im Text die Rede ist, das Verständnis des Erzählten vertiefen und anreichern kann.

Einzeltherapie ist heute ein anerkanntes und selbstverständlich erscheinendes Setting Systemischer Therapie. Das war nicht immer so: Publikationstitel wie „Familientherapie ohne Familie" (Weiss & Haertel-Weiss, 1995), Legitimationsdiskurse rund um einzeltherapeutisches Vorgehen (deShazer, 1985, 1992a) wie auch die Tatsache, dass die 1994 erschienene Metaanalyse zur Wirksamkeit von Psychotherapien von Grawe, Donati und Bernauer (1994) kein einziges Wirkergebnis zu systemischer Einzeltherapie anführt, verdeutlichen den langen Weg, der für die Etablierung systemischer Einzeltherapie erforderlich war.

Systemische Therapie wurde in ihren beiden ersten Jahrzehnten mit „Familientherapie" bzw. „Systemischer Familientherapie" gleichgesetzt. Ihre zunehmende Verankerung im psychotherapeutischen Feld verdankte sie nicht zuletzt ihrer – aus heutiger Sicht zuweilen

1 Rund um die Entstehung von „As Tears go by" kursiert folgende Geschichte: Das Lied sollte als Kontrapunkt zur bis dahin dominanten Verknüpfung der Rolling Stones mit Bluesmusik dienen. Andrew Oldham, ihr Manager, sperrte Jagger and Richards in der Küche ein und gab ihnen die Kriterien des für das neue Image der Band gewünschten Liedes vor – es sollte ein Song „mit Ziegelmauern rundherum, ohne Fenster und ohne Sex" sein (Büttner, 1997, S. 87).

2 Für eine gendergerechte Formulierung verwende ich kapitelweise abwechselnd eine weibliche und männliche Scheibweise.

polemisch erscheinenden – Abgrenzung gegenüber den als „traditionell“ betrachteten individuumzentrierten Therapieansätzen. In ihrem Bemühen um Kontrastierung waren die systemisch-familientherapeutische Modellbildung wie auch die verwendeten interventiven Praktiken in ihrer Frühzeit nahezu ausschließlich auf soziale und familiäre Interaktionsprozesse ausgerichtet. Eine Öffnung Systemischer Therapie für ein einzeltherapeutisches Setting entwickelte sich erst im Umbau ihrer epistemologischen und theoretischen Prämissen Ende der 1970er Jahre. Dieser Umbau ermöglichte die (Wieder-)Entdeckung der Bedeutung nicht nur sozialer, sondern auch innerer Prozesse für die Entstehung wie Aufrechterhaltung bio-psycho-sozialer Leidens- wie Lösungszustände. Vor diesem Hintergrund und ab diesem Zeitpunkt war das Setting der Familientherapie weder notwendig noch hinreichend für eine Definition Systemischer Therapie (Schiepek et al., 2013a). Dieser Umbau mündete in ein Verständnis von Systemen, das weit über familiäre und soziale Systeme hinausging und führte zu einer veränderten Sichtweise der therapeutischen Rolle und des therapeutischen Expertentums. Er bedingte eine Neuausrichtung der therapeutischen Beziehungs- und Prozessgestaltung sowie daraus abgeleiteter interventiver Praktiken.

An der Öffnung Systemischer Therapie für das einzeltherapeutische Setting wirkten nicht nur epistemologische und theoretische Wandlungen mit: Die „Neuerfindung“ Systemischer Therapie war und ist zugleich Ausdruck aktueller gesellschaftlicher Veränderungsvorgänge. Sie war und ist Anpassung an verstärkte Individualisierungsprozesse und an die radikale Umgestaltung sozialer, familiärer und partnerschaftlicher Lebenswelten innerhalb der letzten drei Jahrzehnte. Einzeltherapie – so scheint es – wird im Kontext der Postmoderne, im Rahmen der mit der Globalisierung zunehmenden Obdachlosigkeit des modernen Menschen, in Verbindung mit einer zunehmenden Losgelöstheit des Individuums von religiösen Bezügen und gesellschaftlichen Traditionen zu einem immer wichtigeren Erfahrungsraum für eigene Identität, zuweilen auch zur vorübergehenden Zuflucht vor einer Welt, die zunehmend schneller, komplexer und unberechenbarer wird. Musik – so der Schriftsteller Richard Powers in „Der Klang der Zeit“ – ist ein „Bollwerk gegen die immer größere Kälte“ (Powers, 2003, S. 12). Ähnliches gilt für Einzeltherapie, freilich vor allem im Kontext jener westlichen Welt, in welcher sie ihren Ursprung und ihr Zuhause hat.

Im Lauf der allmählichen Etablierung systemischer Einzeltherapie haben die über viele Jahre geführten Diskurse rund um die Angemessenheit und Nützlichkeit dieses Settings an Bedeutung verloren. Die Entscheidung für ein einzeltherapeutisches Setting entspricht in vielen Fällen dem Wunsch, Anliegen und Bedarf von Klienten. Einzeltherapie ist ein Setting, das zumeist ein hohes Maß an Kooperation gewährleistet. Sie ist in vielen Fällen das Therapiesetting des pragmatisch Möglichen – Partner und Familienmitglieder sind vielfach nicht dazu bereit oder aus verschiedenen Gründen nicht dazu in der Lage, an einer Therapie teilzunehmen oder mitzuwirken (Rufer, im Druck). Settingentscheidungen werden jenseits der Frage der Bereitschaft und Möglichkeit von Partnern oder Angehörigen, an Therapien teilzunehmen, durch die Zielsetzungen von Klienten bestimmt. Beziehen sich diese Ziele auf das eigene Leben, so ist Einzeltherapie das Setting der Wahl.

Einzeltherapie und Therapie in einem Mehrpersonensetting verweisen auf Erzählungen von Klienten mit sozial-kommunikativem Bezugspunkt. Darüber hinaus aber unterscheiden sie sich: Für Therapeuten, die in einem paar-, familien- oder gruppentherapeutischen

Setting arbeiten, bietet sich die im „Hier und Jetzt" einer Therapie aktualisierte Interaktion eines Paares, einer Familie oder Gruppe als weiterer interventiver Bezugspunkt an. Dieser In-vivo-Bezugspunkt fehlt im einzeltherapeutischen Setting – an seine Stelle treten verstärkt der Fokus der gelebten wie erlebten Interaktion von Klient und Therapeut und seine Nutzung für den therapeutischen Veränderungsprozess.

Langsame systemische Therapie ist ein mit den Jahren gewachsenes Therapiekonzept. Seine erste Darstellung findet sich in einer als „Tagebuch" formulierten Publikation (Grossmann, 2009), die spätere Ausarbeitungen zur Transformation der Selbstbeziehung von Klienten (Grossmann & Russinger, 2011; Grossmann, 2012a) hinsichtlich Paartherapie (Grossmann, 2012b) sowie der Therapie mit Jugendlichen (Schwantner, 2012) vorwegnimmt. Zu ihren Quellen zählen nicht nur systemtherapeutische Ansätze, sondern auch personzentrierte und behaviorale Therapien. Sie versteht sich so als Beitrag zu einem bio-psycho-sozialen Gesamtentwurf von Psychotherapie.

- Langsame systemische Einzeltherapie gründet in einer synergetischen Modellierung bio-psycho-sozialer Probleme wie Lösungen (Haken & Schiepek, 2006). Sie nimmt weiterhin auf bindungstheoretische, traumatologische, stresstheoretische, selbstpsychologische und neurobiologische Vorstellungen Bezug.
- Langsame Einzeltherapie betrachtet die Therapiebeziehung nicht nur als notwendigen stabilisierenden Rahmen therapeutischer Veränderungsanregung, sondern als transformativen Kontext, in dessen Rahmen Klienten dominante Schemata früherer Beziehungserfahrung und -gestaltung, aber auch zentrale Schemata der Selbstbeziehung verändern und erweitern können. In diesem Zusammenhang nimmt sie Bezug auf Ergebnisse der therapeutischen Wirkfaktorenforschung.
- Langsame Einzeltherapie realisiert sich in einer strukturierten prozessualen Architektur und einer Pragmatik von Therapie, in der einer methodisch variierten Wiederholung und Summation kleinräumiger Problemlösungsübergänge zentrale Bedeutung zukommt.
- Langsame systemische Therapie nutzt narrative, lösungsorientierte und hypnosystemische Praktiken.

Psychotherapie lässt sich gleich Musik als Form der „Anstiftung" verstehen (Hametner, 2006): Wie Psychotherapie ist Musik dank ihrer Fähigkeit, emotionale Reaktionen hervorzurufen und zu modulieren, eng mit Heilung assoziiert. Bis in die Frühantike diente Musik nicht nur als verbindendes Medium sozialer Gemeinschaften, sondern auch als tranceinduktives Verfahren, mit dessen Hilfe Götter angerufen, Ressourcen aktiviert, Dämonen vertrieben oder Problemzustände externalisiert wurden. In der klassischen Antike bestand die Annahme, dass bio-psycho-soziale Leidenszustände in einer inneren „Unordnung" von Kräften gründeten, die mittels Musik geordnet und harmonisiert werden könnten. Bereits Pythagoras soll Lieder dazu verwandt haben, negative Gemütszustände oder unkontrollierte Leidenschaften auszugleichen. Nach Platon und Aristoteles sollte sich mit Hilfe von Rhythmus und Melodie die Harmonie zwischen Körper und Seele, zwischen Geist und Gefühl wiederherstellen lassen. In der Renaissance und im Barock diente Musik unter anderem der Regulation des Blutkreislaufes, dessen Disharmonie als Ursache von Leidenszuständen gedacht wurde. Mozart und Händel schrieben heilende Musik für Menschen, die unter chronischen Kopfschmerzen oder Melancholie litten. Bach komponierte seine „Goldberg-Variationen" für einen von quälender Schlaflosigkeit Betroffenen, der – so der Mythos – durch das wiederholte Hören der Komposition wieder zu Ruhe und Ausgeglichenheit fand (Decker-Voigt & Weymann, 1996). Die heilende Kraft der Musik spiegelt sich nicht zuletzt in der Entwicklung der Musiktherapie wider.

Musik, die mit Gesang und Text verbunden ist, leistet in Analogie zur Psychotherapie noch Weiteres: Sie enthält (metaphorische) Beschreibungen von Problem- und Lösungserfahrungen und bettet diese in überindividuelle „ready mades“ – sie liefert Worte und Sätze für das, was wir nur schwer beschreiben können, sie generiert Narrative, mit deren Hilfe wir eigene Erfahrungen, Wünsche, Ängste, Sehnsüchte ordnen und verstehen können und die uns das Gefühl vermitteln, mit unserer Erfahrung nicht allein zu sein. Sie vermittelt Selbst- und Weltwissen, manchmal sogar Weisheit, die uns hilft, zu leben und zu überleben. All diese Aspekte verbindet Musik mit Therapie.

Musik wie Therapie bewegen im guten Fall die Seele. Dies gilt auch für die Musik der 1960er und 1970er Jahre, die diesen Text begleitet: Sie versöhnt (wie Joni Mitchells „Circle Game“), stimmt wehmütig (wie Lennons und McCartneys „Norwegian Wood“), beschwingt (wie Eric Claptons „Layla“) oder erheitert (wie Cat Stevens' „Moon Shadow“).

Es gibt Musik für jede (therapeutische) Gelegenheit: störungsspezifische Musik (wie „Tell me why“ von Neil Young) und lösungsspezifische Musik (wie „Bachelors Delight“ von Peter Ratzenbeck), Musik für Problemaktualisierungen (wie Dylans „Lay down your weary Tune“) und für Lösungsaktualisierungen (wie Stings „Fields of Gold“), für den therapeutischen Beziehungsaufbau (wie Mark Knopflers „Golden Heart“) und für die Auflösung des Therapiesystems (wie „Hello Goodbye“ von den Beatles).

Was macht gute Therapie aus? Was macht einen guten Song aus? *„A good song will always be what you expect to hear and surprise you at the same time“* – so Ray Davies (zit. n. Büttner, 1997, S. 11) von den Kinks *„You were expecting it, but it happens in a diverse sort of way“.*

Der Aufbau dieses Buchs gleicht dem jener Songs, die darin angeführt werden: Die erste Strophe (vgl. Kapitel 2) fokussiert das therapeutische Erstgespräch und damit assoziierte Themenstellungen – seine Prozessarchitektur, Fragen therapeutischer Modellbildung und Diagnostik, das Konzept der Potenziallandschaft, die Idee der Leitdifferenz, das Entwickeln der therapeutischen Bindung. Die zweite Strophe (vgl. Kapitel 3) ist therapeutischen Folgegesprächen gewidmet – ihrer Prozessstruktur, der Selektion von zentralen Stundenthemen, dem Vorgang therapeutischer Verwandlung, der Nutzung und dem Verständnis therapeutischer Interventionen sowie der langfristigen Gestaltung der Therapiebeziehung. Im Mittelpunkt der dritten Strophe (vgl. Kapitel 4) stehen therapeutische Zwischenevaluierungen und Therapieabschlüsse – in diesem Zusammenhang ist ausführlich von der Langsamkeit von Therapie die Rede. Die vierte und letzte Strophe (vgl. Kapitel 5) birgt grundsätzliche Überlegungen zur Wirkung und zu den Grenzen systemischer Einzeltherapie.

Schreiben von Songs gründet – so Ray Davies von den Kinks (zit. n. Büttner, 1997, S. 226) – in einer Erfahrung von Bedrängnis: *„You only write in moments when your senses are kind of under siege, like emotional pressures.“* Gleiches gilt für ein Schreiben über Therapie. Die Form dieser Bedrängnis kann in beiden Fällen positiver wie negativer Art sein – sie ist so unterschiedlich wie die Lieder oder Texte, die sie hervorbringt. Ich schreibe, um mit jener Bedrängnis, die aus meiner alltäglichen therapeutischen Arbeit und meiner theoretischen Auseinandersetzung damit rührt, zurande zu kommen – mit all meinen Fragen, mit meinen Zweifeln, mit dem, was ich als geglückte therapeutische Augenblicke erlebe, wie mit meinen Erfahrungen therapeutischen Scheiterns.

An der – wie ich weiß – immer nur vorübergehenden Auflösung dieser Bedrängnis und an der Entstehung dieses Textes haben viele Menschen mitgewirkt. Mein Dank gilt ihnen allen: Günter Schiepek für inhaltliche Anregungen; Erwin Doppler für zwei zur Verfügung gestellte Landschaftsaufnahmen; Evelyn Niel-Dolzer, Iris Seidler, Christina Haberlehner, Ulrike Russinger und Brigitte Lassnig für den kollegialen Austausch; den Studierenden der Lehranstalt für Systemische Familientherapie Wien für ihre Mitwirkung im Rahmen der Ambulanten Systemischen Therapie Wien (AST); den Mitarbeitern und Mitarbeiterinnen des Hogrefe Verlags für ihre Unterstützung bei der Veröffentlichung dieses Bandes. Vor allem aber danke ich all den Klienten, die mich im Lauf der Jahre an ihren Erfahrungen und ihrem Entwickeln von Lösungen teilnehmen ließen.

2 Das Erstgespräch

2.1 Die prozessuale Struktur des Erstgesprächs

1964 veröffentlichte Bob Dylan den „North Country Blues“ auf dem Album „The Times they are a-changin’“. Der Song ist eine düstere Ballade über das Leben einer Bergarbeiterfrau, die von ihrem Mann verlassen wird und ihre Kinder in Armut und Not durchbringen muss

Come gather ’round friends
And I’ll tell you a tale
Of when the red iron pits ran empty
But the cardboard filled windows
And old men on the benches
Tell you now that the whole town is empty.

In the north end of town
My own children are grown
But I was raised on the other
In the wee hours of youth
My mother took sick
And I was brought up by my brother …

Erstgespräche gleichen oftmals der ersten Strophe eines Songs: Wie im „North Country Blues“ skizzieren sie einen Erzählkontext, sie führen die zentralen Protagonisten ein, und sie thematisieren jene Erzählmotive, um welche die Therapie kreist.

Therapie ist ein Vorgang der Verwandlung in der Zeit. Der Therapiedialog folgt einem „Herzschlag“ bzw. einer Dialektik des Verstehens und der Anregung von Unterschieden. Diese Dialektik spiegelt sich auf allen Ebenen des Therapieprozesses wider: in der Makroarchitektur der gesamten Therapie, in einzelnen Therapiegesprächen (Mesoarchitektur) sowie in einzelnen Dialogpassagen (Mikroarchitektur). Im Kontext der Makroarchitektur von Therapie kann zwischen einer Phase der „Herstellung“, der „Verwirklichung“ und der „Auflösung des Therapiesystems“ unterschieden werden (Ludewig, 1993).

Erstgespräche sind der Phase der „Herstellung des Therapiesystems“ gleichsetzbar[3]. Sie sind durch eine Abfolge von Kontextklärung, Problembeschreibung, Problemkontextualisierung, Zielarbeit, Kontraktentwicklung und Stundenabschluss charakterisiert (vgl. Abb. 3).

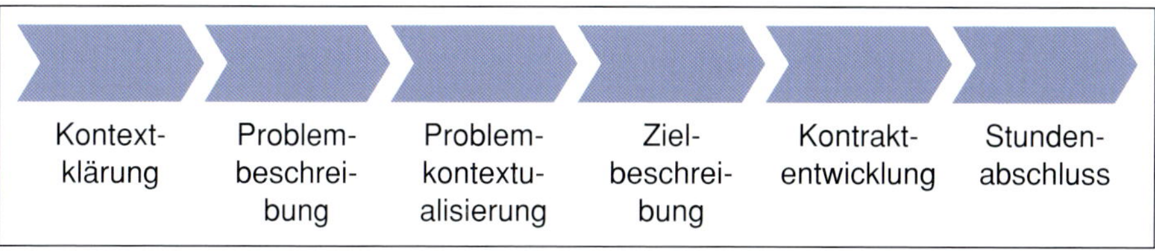

Abbildung 3: Die Architektur des Erstgesprächs

3 Zuweilen umfasst diese „Herstellung des Therapiesystems“ auch zwei oder drei Therapiegespräche.

Am Anfang eines Erstgesprächs steht die Klärung des therapeutischen Arbeitskontexts: Die Therapeutin stellt sich der Klientin vor, sie erläutert zeitlich-kontextuelle und finanzielle Rahmenbedingungen des Erstgesprächs bzw. einer möglichen Therapie und gewährleistet damit eine erste Orientierung in einer für die Klientin zumeist unvertrauten Situation.

Im Rahmen der Klärung des lebensweltlichen Kontexts von Klientinnen werden grundlegende Daten zur Person und Lebenswelt erfragt und zumeist in Form eines Genogramms dokumentiert. Fragen zum Zugangs- bzw. Überweisungskontext zur Therapie, fokussieren Fragen zur Motivation, zur Bedeutungsgebung und zur Entscheidungsfindung rund um die Inanspruchnahme von Therapie sowie zu ihrer eventuellen Unterstützung durch wichtige soziale Andere. Im Rahmen der daran anschließenden Problembeschreibung werden Klientinnen gebeten, für sie relevante Problemphänomene zu skizzieren und zu präzisieren. Die in diesem Zusammenhang beschriebenen Phänomene sollten nach Möglichkeit für Klientinnen affektiv bedeutsam sein, sie sollten in ihrem (partiellen) Einfluss liegen und indikativen Kriterien von Psychotherapie entsprechen.

Die Darstellung der Problemsituation durch die Klientinnen bietet eine erste Sicht auf jene Bedingungen, die zur Entstehung und Aufrechterhaltung des Leidenszustands der Klientin in der Vergangenheit beigetragen haben bzw. aktuell beitragen. Im Zusammenhang mit dieser Problemkontextualisierung werden situative, lebensphasische wie biografische Auslösebedingungen ebenso wie mit dem Problem assoziierte Auswirkungen und bisherige Lösungsversuche der Klientinnen (re-)konstruiert.

Problembeschreibung und Problemkontextualisierung bilden die Kontrastfläche für die nachfolgende Zielarbeit: Erwünschte Veränderungen bzw. Ziele sollten ähnlich wie beschriebene Problemphänomene

- affektiv bedeutsam sein,
- im Einfluss der Klientinnen liegen bzw. mittels Therapie realisierbar sein,
- realistisch, konkret und in einer Sprache der Anwesenheit formuliert sein,
- kontextualisiert bzw. auf spezifische Lebenssituationen abgestimmt sein,
- multimodal beschrieben und
- in ihren positiven wie möglichen negativen Auswirkungen überdacht sein.

Entscheiden sich sowohl Klientin wie Therapeutin für eine gemeinsame Arbeit, so werden im Therapiekontrakt vorrangige Therapiethemen sowie Rahmenbedingungen der therapeutischen Kooperation – die voraussichtliche Therapiedauer, die Therapiefrequenz, das Setting, einbettende Rahmenbedingungen und anderes – vereinbart.

Im Kontext des Stundenabschlusses werden Klientinnen gebeten, für sie wichtige Erfahrungen und Erkenntnisse des Erstgesprächs zu benennen. An eine Zusammenfassung der Therapeutin schließt zumeist die Formulierung einer ersten therapeutischen Empfehlung an.

2.2 Die Sinngrenze von Therapie

Erstgespräche dienen in inhaltlicher Hinsicht dem Generieren jener Sinngrenze, in deren Rahmen sich der weitere Therapiedialog bewegt: Worin besteht die Problemthematik der Klientin? In welche Zusammenhänge ist sie eingebettet? Wie entstand sie und wodurch wird sie aufrechterhalten? Worin besteht die erwünschte Veränderung?

Als ich jung war, streifte ich oft durch die Hügel und Täler Schottlands und Irlands. Ich zeltete an kleinen Seen und Flüssen, las Joyce und O'Faolin und verbrachte die Abende in kleinen Pubs, in denen sich die Folkmusiker des Ortes trafen, um gemeinsam zu musizieren. Damals lernte ich die schottische und irische Folkmusik lieben: Die Lieder von Dougie MacLean, Andy Irvine, Robin Williamson und Les Brown, die traditionellen Folksongs, in welchen die unglückliche Liebe, die Schönheit der Landschaft, der Traum der Befreiung von englischer Herrschaft, der Mut der Männer und natürlich „the beauty of the ladies" besungen wird.

In vielen dieser Folksongs findet sich das Motiv der Durchquerung einer Tal- und Hügellandschaft, das mit einem synergetischen Verständnis bio-psycho-sozialer Leidenszustände korrespondiert (vgl. Abb. 4).

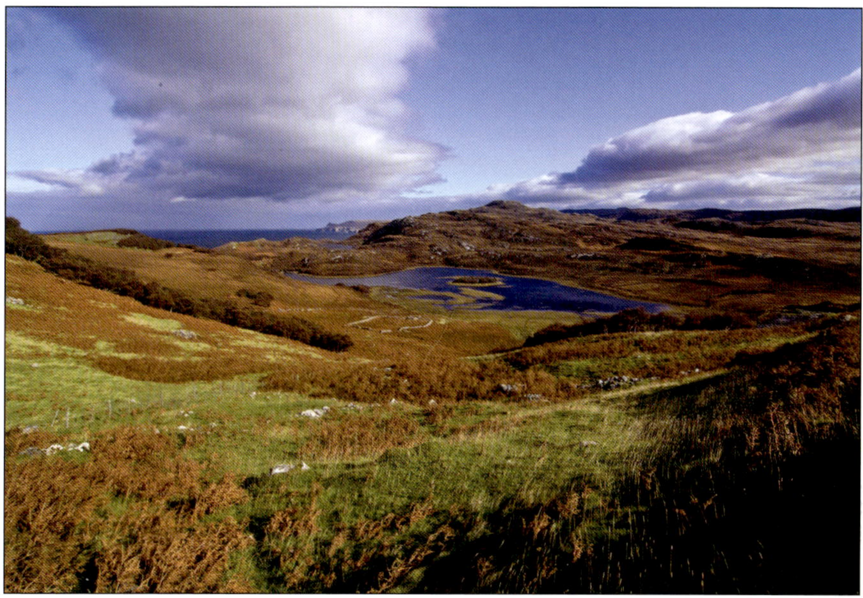

Abbildung 4: Eine Tal- und Hügellandschaft im nordwestlichen Schottland (© Erwin Doppler)

Gegenstand von Psychotherapie sind Fühl-, Denk- und Verhaltensmuster von Klientinnen, die mit Leidensdruck für sie selbst und mit betroffene soziale Andere verbunden sind. Mit Haken und Schiepek (2006) lässt sich menschliche Persönlichkeit als im guten Fall vielfältige Potenziallandschaft verstehen – als Tal- und Hügellandschaft, innerhalb welcher die Täler unterschiedliche und kontextabgestimmte Fühl-Denk-Verhaltensmuster darstellen und die Hügel die Übergänge zwischen diesen Tälern repräsentieren. Die Entwicklung bio-psycho-sozialer Leidenszustände lässt sich damit vergleichen, dass sich in dieser Landschaft im Lauf der Zeit mit Leidensdruck und Einschränkung assoziierte Täler – ein Tal der Angst, ein Tal der Verzweiflung und Depression, o.a. – formen. Im Kontext von Problemchronifizierung gewinnt ein Tal zunehmend an Weite. Sein Einzugsbereich nimmt zu, so dass sich ein spezifisches Fühl-Denk-Verhaltensmuster in bestimmten Kontexten oder auch generalisiert mit erhöhter Wahrscheinlichkeit konstelliert. Und es gewinnt an Tiefe – so fällt es Betroffenen zunehmend schwer, dieses Tal wieder zu verlassen und in andere Potenzialtäler überzuwechseln.

Psychotherapie zielt darauf, gegebene Potenziallandschaften von Klientinnen in Abstimmung mit ihren Zielen und Hoffnungen zu verändern (vgl. Abb. 5): „Ziel therapeutischer Arbeit ist es, bestimmte Potenzialtäler, die Problemzustände darstellen, zu verflachen und andere Täler, die gewünschte Zustände repräsentieren, zu vertiefen und zu verbreitern. Insgesamt sollte die Landschaft vielgestaltiger und differenzierter werden, kein einzelnes Tal soll die Landschaft bestimmen, und die Sättel bzw. Hügelketten zwischen den Tälern sollten nicht zu hoch sein, sodass ein flexibles und situationsangemessenes psychisches Funktionieren möglich wird." (Haken & Schiepek, 2006, S. 341)

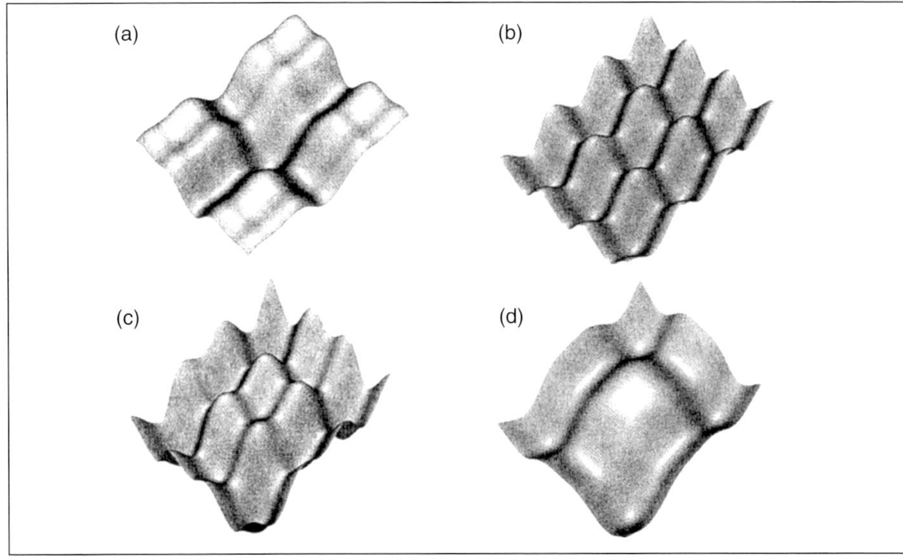

Abbildung 5: Beispielhafte Darstellung einer sich verändernden Potenziallandschaft der menschlichen Persönlichkeit. (a) symbolisiert die Sogwirkung eines dominanten „Problemattraktors", in (d) hat sich aus einem dominanten Ordnungszustand ein Repellor entwickelt (aus Schiepek et al., 2013. S. 37 sowie Haken & Schiepek, 2006, S. 45)

2.3 Prämissen systemischer Modellbildung

Wie entstehen bio-psycho-soziale Leidenszustände bzw. dominante, mit Leiden assoziierte Potenzialtäler? Was erhält diese Systemzustände aufrecht? Biologische, psychische wie soziale Systeme werden in ihrer Dynamik und Prozesshaftigkeit durch nicht lineare Wechselwirkungen zwischen ihren Teilen bestimmt. Diese Dynamik manifestiert sich in der Selbstorganisation von Systemen[4], im Vorliegen von Chaos, in ihrer begrenzten Vor-

4 Im Kontext dieser Selbstorganisation entkoppeln sich „Wirkungen" im Lauf der Zeit von ihren „Ursachen". Sie gewinnen eine Eigendynamik, womit die „ursprünglichen" Anlässe für die weitere Problemdynamik in vielen Fällen irrelevant werden (Schiepek, 1999, S. 275).

hersehbarkeit und in speziellen Synchronisationsphänomenen (Schiepek et al., 2013a; Strunk & Schiepek, 2014). Zuweilen entstehen aus diesen Systemeigenschaften unerwünschte oder „dysfunktionale" Strukturen, wobei diese Feststellung immer die Beschreibung und Bewertung eines Betrachters gegenüber diesen Sachverhalten voraussetzt (Schiepek, 1999, S. 36).

Leidenszustände stehen mit unserer Um- und Mitwelt ebenso in Zusammenhang wie mit unserer Innenwelt. Sie verweisen auf unsere Vergangenheit ebenso wie auf erlebte, gelebte und erzählte Gegenwart. Bio-psycho-soziale Leidenszustände gründen nicht in „starker Kausalität", sie sind nicht auf eingegrenzte oder eindeutige Ursachen zurückführbar (Schiepek, 1999, S. 276): Unterschiedliche Ausgangskonstellationen von Systemen können gleichartige Leidenszustände nach sich ziehen („Konvergenz"), umgekehrt können gleichartige Ausgangskonstellationen in unterschiedliche bio-psycho-soziale Leidenszustände oder auch in Gesundheit münden („Divergenz"). Dem entspricht, dass „... für die Mehrzahl der Störungsbilder [...] keine wissenschaftlich nachweisbare einheitliche Ätiologie gefunden werden (kann). Nur bei wenigen Ausnahmen – etwa bei organisch bedingten oder substanzinduzierten Störungen – können die entscheidenden ätiologischen pathogenetischen Faktoren bestimmt werden. Ansonsten sind biologische, psychologische und soziale Entstehungsbedingungen in unterschiedlicher Gewichtung und gegenseitiger Interaktion beteiligt" (Hiller, 2002, S. 354). Eine in der systemischen Therapie lange vorherrschende sozial-familiäre Kontextualisierung bio-psycho-sozialer Problemstellungen alleine vermag ihre Entstehung und Aufrechterhaltung nicht ausreichend zu erklären: „Nicht Homogenität, sondern Heterogenität bestimmt das Bild der Familiendynamiken bei [...] einzelnen Störungen" (Schweitzer & Schlippe, 1998, S. 21). Eine „direkte Verbindung zwischen Symptom und Familie" – so auch Selvini-Palazzoli et al. (1999, S. 104) – „gibt es nicht."

> Welcher Art ist unser Wissen? Immer noch – nach all den Jahren – berühren mich die Anfangstakte von Dylans „Blowin' in the Wind" und die am Ende jeder Strophe formulierte Schlussfolgerung, dass unsere Antworten im Wind verwehen: Es bleibt unentscheidbar, ob systemische Prämissen in der Natur des Seins liegen oder in unserer Anschauung über das Sein begründet sind[5].

2.4 Ein stresstheoretisches Verständnis bio-psycho-sozialer Leidenszustände

In der Hervorbringung und Aufrechterhaltung bio-psycho-sozialer Leidenszustände verschränken sich unterschiedlichste Systemelemente: gegebener Distress, dominante Weisen physiologisch-affektiver wie kognitiver Wirklichkeitsverarbeitung, vorherrschende

5 „Sicher legt gerade die Wissenschaft der Selbstorganisation mit der dort postulierten Analogie von Mustererkennen und Musterbildung im Gehirn eine konstruktivistische Haltung nahe", aber andere erkenntnistheoretische Positionen sind für eine Fundierung systemischer Therapie gleichermaßen plausibel (Schiepek et al., 2013a, S. 9 f.).

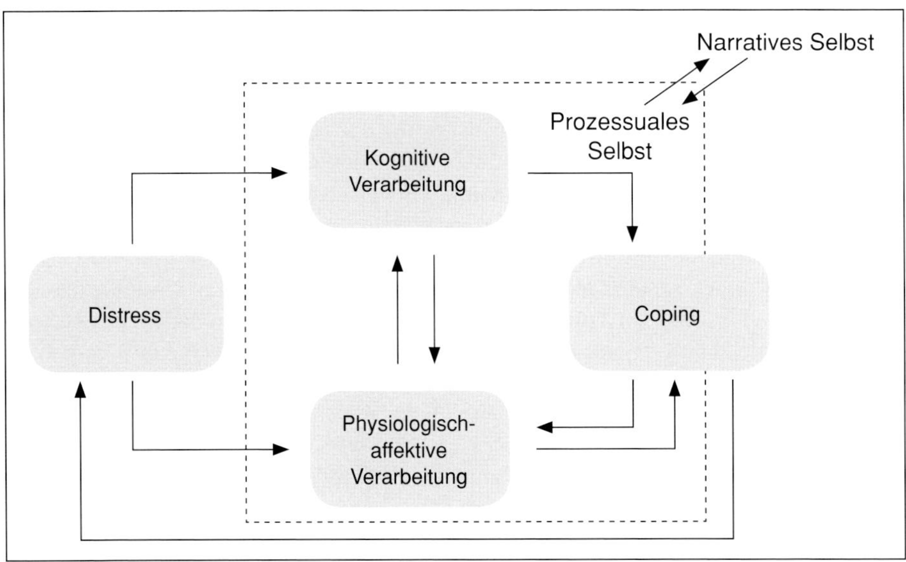

Abbildung 6: Systemzusammenhänge zwischen Distress, Coping, physiologisch-affektiver und kognitiver Verarbeitung von (potenziellen) Stressoren

Weisen des Coping ebenso wie Vorgänge der Aufmerksamkeitsfokussierung und damit verbundene Formen der Selbstbezugnahme (vgl. Abb. 6).

Im Kontext biologischer, psychischer wie sozialer Stressoren aktivieren Betroffene Muster physiologisch-affektiver wie kognitiver Verarbeitung, die einander wechselseitig modulieren und in ein spezifisches, unter Umständen symptomatisches Bewältigungsverhalten einmünden. Dieses Bewältigungsverhalten wirkt einerseits auf die physiologisch-affektive Wirklichkeitsverarbeitung zurück – es reduziert die mit Stress einhergehende negative Affektspannung –, andererseits wirkt es oftmals modifizierend auf die gegebenen sozialen Kontexte und Stressoren. Welche Prozesse der Verarbeitung und Bewältigung von Wirklichkeit aktiviert werden, ist letztlich durch Fokussierungsvorgänge, d. h. durch „innere Kommunikationen" entscheidend mitgeprägt. Umgekehrt beeinflussen dominante Verarbeitungs- und Bewältigungsprozesse diese inneren Kommunikationen wiederum.

2.4.1 Distress

Mit Leidensdruck assoziierte Potenzialtäler sind eng an das Auftreten von Distress gekoppelt. Distress bezeichnet all jene Stressoren, die eng mit zentralen menschlichen Erzählthemen wie Verlust, Entbehrung, Bedrohung und Verletzung, Autonomieverlust, Kränkung und/oder Überforderung verbunden sind. Zu diesen bio-psycho-sozialen Stressoren zählen insbesondere Beziehungs- und Leistungsstress, das Auftreten kritischer Lebensereignisse (etwa in Form einer Trennung, eines anderen Verlusts, einer schweren Erkrankung oder des Erleidens einer Behinderung[6]), mit psychischer und sozialer Labilisierung verbundene Übergänge im personalen, partnerschaftlichen und/oder familiären Lebenszyklus wie auch aktuelle traumatische Erfahrungen.

Einer der zentralen Stressoren ist partnerschaftliches wie familiäres Unglück: Eine belastete partnerschaftliche oder familiäre Beziehung ist vielfach (Mit-)Ursache der Entstehung und Aufrechterhaltung individueller Problematiken, eine individuelle Problematik vielfach (Mit-)Ursache partnerschaftlichen wie familiären Unglücks. Reaktionen eines Partners oder eines anderen Familienmitglieds auf die Symptomatik seines Gegenübers lassen sich oftmals als Lösungs- und Bewältigungsversuche deuten, die im ungünstigen Fall partnerschaftlichen wie familiären Stress erhöhen und so ein (Wieder-)Auftreten der Symptomatik begünstigen. Partnerschaftlicher wie familiärer Distress ist zumeist in Phasen des Übergangs im Partner- oder Familienlebenszyklus besonders hoch ausgeprägt (McGoldrick & Gerson, 1990). Stress wird nicht zuletzt durch hohe innere Ansprüche von Betroffenen an sich selbst mit erzeugt: Einschränkende Narrative über das eigene Selbst, hohe Ansprüche und damit assoziierte negative Selbstattributionen bilden (zusätzliche) stressgenerierende Kontexte.

> „Fragile" – so lautet der Titel eines 1987 auf dem Album „Nothing but the sun" veröffentlichten Songs von Sting. Wie verletzlich wir sind: Was in welchem Ausmaß Distress auslöst, ist durch unsere persönliche Verwundbarkeit entscheidend mit determiniert. In Therapiedialogen bestätigen sich Erfahrungen der Bindungsforschung und Traumatologie: Jenseits dispositioneller Faktoren begründen vor allem unsichere Bindungserfahrungen und frühe traumatische Erfahrungen jene Verwundbarkeiten, die Menschen aus ihrer Lebensgeschichte in die Verarbeitung und Bewältigung aktuell gegebener Wirklichkeit einfließen lassen (Scheinkman & Fishbane, 2006, S. 155).

Unsere neuronale Plastizität und Selbstorganisationskapazität im Umgang mit Distress ist nicht beliebig, sondern wird von bisherigen Erfahrungen, insbesondere von solchen, die in prägenden (meist frühen) Lebensphasen stattfanden (Schiepek et al., 2013a, S. 32), wie auch von gegebenen Lebensumständen begrenzt.

Zu diesen biografischen Stressoren zählen insbesondere Erfahrungen einer frühen unsicheren Bindung, die in der eingeschränkten Möglichkeit oder Fähigkeit von frühen Bezugspersonen gründet, ihre Kommunikation den Bedürfnissen und der Aufnahmefähigkeit von Säuglingen oder Kindern anzupassen. Unsichere Bindungserfahrungen hinterlassen eine tiefe Spur in unserem neuronalen System. Sie münden unter anderem in leicht überschießende Stressreaktionen schon bei geringer emotionaler Belastung. Sie erschweren es uns, eigene Affekte zu modulieren und zu regulieren (Grawe, 2004, S. 442). Eine sichere Bindungserfahrung hingegen verbessert die kindliche Bewältigung von

6 „Kritische Lebensereignisse sind als raumzeitliche, punktuelle Verdichtungen eines Geschehensablaufs innerhalb und/oder außerhalb einer Person zu beschreiben bzw. stellen Anfangs- oder Endpunkte eines Entwicklungsprozesses dar. Sie sind dann Anfangspunkte, wenn Ereignisse ohne Vorankündigung, abrupt und zäsurhaft eintreten. Sie sind Endpunkte, wenn ein Entwicklungsprozess vorausging, der durch eine Kulmination zu einem vorläufigen Ende und zu einer Wende in der bisherigen Entwicklung führt. Sowohl die Ereignisse als auch Anfangs- und Endpunkte kennzeichnen eine Diskontinuität in Bezug auf Entwicklung, Gewohnheiten und Handlungsweisen" (Kubinger & Jäger, 2003, S. 65).

Stresssituationen, die mit Angst, Schmerz und anderen negativen Emotionen verbunden sind: „Wenn ein Kind mit Angst oder Schmerzen im Schoß oder Arm seiner Mutter Zuflucht gefunden hat, wird eine ganze neuronale Kaskade aktiviert, zu der die Ausschüttung von Oxytocin und Opiaten gehört. Dieses durch eine gute Bindungsbeziehung gebahnte Reaktionsmuster hemmt schlagartig das zuvor aktivierte Muster von Angst oder anderen negativen Emotionen" (Grawe, 2004, S. 193).

Kindliche Bindungsprozesse wurden seit den frühen Arbeiten von Bowlby (z.B. 1976) eingehend untersucht. Bowlbys bindungstheoretischen Prämissen lauten wie folgt:

1. „Wenn ein Individuum darauf vertraut, dass eine Bindungsfigur verfügbar ist, wann immer es das wünscht, dann neigt dieses Individuum weniger zu intensiver oder chronischer Furcht als eine andere Person, die dieses Vertrauen aus irgendwelchen Gründen nicht besitzt.
2. Vertrauen in die Verfügbarkeit einer Bindungsperson oder das Fehlen desselben entwickeln sich nach und nach in den Jahren der Unreife [...], und was immer sich an Erwartungen in diesen Jahren entwickelt, bleibt für den Rest des Lebens relativ unverändert bestehen.
3. Die mannigfaltigen Erfahrungen in Bezug auf die Zugänglichkeit und Reaktionsbereitschaft von Bindungsfiguren, die Individuen in den Jahren der Unreife entwickeln, sind ziemlich genaue Reflektionen der Erfahrungen, die diese Individuen tatsächlich bereits gemacht haben" (Bowlby, 1976, S. 246).

Gemäß Ainsworth et al. (1978)[7] können kindlichen Reaktionen auf die Absenz einer mütterlichen Bezugsperson spezifischen Kategorien des Bindungsverhaltens zugeordnet werden: Sicher gebundene Kinder zeigen leichte Unruhe, wenn die Mutter den Raum verlässt; sie suchen bei ihrem Wiedererscheinen Nähe und Kontakt zu ihr und wenden sich dann langsam wieder dem Spiel zu. Unsicher gebunden-vermeidende Kinder scheinen distanziert; sie vermeiden und ignorieren die Mutter bei ihrer Rückkehr. Unsicher gebunden-ambivalente Kinder sind sehr ängstlich, wenn die Mutter den Raum verlässt; während des Wiedersehens ist es schwer möglich, sie zu beruhigen. Sie reagieren mit Wut auf die Mutter, zeigen gleichzeitig aber auch ein Bedürfnis nach Kontakt. Unsicher-desorganisierte Kinder bzw. Kinder, die eine Traumatisierung erlitten, zeigen bizarre und stereotype Verhaltensweisen.

In amerikanischen Untersuchungen wurden 70 % der Kinder als sicher gebunden, 20 % als unsicher gebunden-vermeidend und 10 % als unsicher gebunden-ambivalent bzw. als unsicher-desorganisiert kategorisiert (Main, 1990). Kulturvergleichende Studien in Schweden, Israel, Japan und China verweisen auf eine ähnliche Prävalenz der Bindungstypen (Main, 1990; Zimbardo & Gerrig, 2004, S. 474). Kategorisierungen des dominanten Bindungsverhaltens von Kleinkindern erlauben Vorhersagen des späteren Verhaltens und der späteren Bindungsmuster von Kindern, Jugendlichen wie Erwachsenen. Eine Längsschnittuntersu-

7 Ainsworth et al. (1978) entwickelten hierfür den „Fremde-Situation-Test": Hierbei erkundet ein Kind in Anwesenheit der Mutter einen fremden Raum mit neuem Spielzeug. Nach einigen Minuten betritt eine fremde Person den Raum, spricht mit der Mutter und nähert sich dem Kind. Anschließend verlässt die Mutter den Raum; nach kurzer Zeit kommt sie wieder, und die fremde Person verlässt den Raum. Dabei werden die Reaktionen der Kinder auf die Trennung und auf das Wiedersehen mit der Mutter videografiert.

chung legt nahe, dass sich Kinder, die mit 15 Monaten im „Fremde-Situation-Test" sicheres oder unsicheres Verhalten zeigten im Alter von 8 bis 9 Jahren in ihrem sozialen wie schulischen Verhalten signifikant unterschieden. Kinder, die mit 15 Monaten über eine sichere Bindung verfügten, sind tendenziell beliebter und sozial weniger ängstlich als Gleichaltrige, die eine unsichere Bindung aufwiesen (Bohlin et al., 2000). Ein ähnlicher Zusammenhang wurde für Jugendliche und Erwachsene nachgewiesen (Weinfield et al., 1979).

Im Kontext einer sicheren Bindung können Säuglinge all ihre Gefühle ausdrücken, ohne einen Verlust der Beziehung zu ihrer zentralen Bezugsperson befürchten zu müssen. Im Kontext einer unsicher-vermeidenden bzw. ambivalenten Bindung hingegen können negative Gefühle nicht ausgelebt werden, da sie zu einer Gefährdung der Beziehung führen könnten. In unsicher-desorganisierten Bindungen werden die Gefühle eines Säuglings durch seine Bezugsperson verzerrt gespiegelt oder inadäquat beantwortet. Diese fehlende Abstimmung der Bezugsperson(en) erschwert es den Betroffenen, einen validen Bezug zu ihren eigenen Affekten zu entwickeln. Inadäquate Affektspiegelung und Affektregulierung durch zentrale Bezugspersonen beeinträchtigt die weitere Selbstregulation von Säuglingen, Kindern und Erwachsenen: „Der unsicher-vermeidende Bindungsstil wirkt sich auf die Affekte eher dämpfend aus, so dass man ihn als Überregulierung verstehen kann; der unsicher-ambivalente Stil wirkt tendenziell verstärkend und kann daher als Unterregulierung des Affekts betrachtet werden. Der sichere Bindungsstil schlägt sich in einer offenen und flexiblen Art der Regulierung nieder" (Fonagy et al., 2002, S. 98). Nach Grawe (2004, S. 214) weisen etwa 80 % aller Therapieklientinnen ein unsicheres Bindungsmuster auf.

Neben und zusätzlich zu unsicherer Bindungserfahrung bilden frühe traumatische Erfahrungen in vielen Fällen einen bedeutsamen Hintergrund bio-psycho-sozialer Leidenszustände. So stehen Persönlichkeitsstörungen vielfach mit Erfahrungen früher Vernachlässigung, Misshandlung und/oder sexuellen Missbrauchs in Verbindung (Huber, 2003, S. 118). Sie lassen sich als Persönlichkeitswandel nach katastrophalen Erfahrungen verstehen. Frühe traumatische Erfahrungen stellen zudem einen Vulnerabilitätsfaktor für somatoforme Störungen, selbstverletzendes Verhalten, Suchterkrankungen, Delinquenz, Depressionen, psychotische Erkrankungen und Angsterkrankungen dar. „In der Psychotraumatologie müssen wir mit einer Vielzahl von Symptomen und Syndromen als mögliche Folgeerscheinungen [traumatischer Erfahrungen] rechnen. Diese lassen sich auf die Variationsbreite traumatischer Situationen einerseits, individueller Reaktionen andererseits zurückführen, vor allem aber auf die wechselseitige Verschränkung von objektiven und subjektiven Momenten, die sich aus der im Lebenslauf gebildeten Wirklichkeitskonstruktion des Menschen ergibt" (Fischer & Riedesser, 1999, S. 41).

Trauma bezeichnet eine Erfahrung, bei der ein existenziell bedrohliches Ereignis von extremer Angst, Verzweiflung, Schmerz und Scham begleitet wird. Eine traumatische Erfahrung übersteigt die Bewältigungsmöglichkeit von Betroffenen, sie eröffnet keine Möglichkeiten von Kampf oder Flucht („no fight, no flight"). Ein Charakteristikum traumatischer Ereignisse ist das Überraschungsmoment, das Unerwartete oder Unerwartbare der Situation. Traumatische Ereignisse sind von unterschiedlichen Situationsthemen geprägt: einer Bedrohung für Leib und Leben, einer schweren körperlichen Schädigung oder Verletzung, einer absichtlichen Verletzung oder Schädigung ausgesetzt zu sein, der Konfrontation mit verstümmelten menschlichen Körpern, des gewaltsamen oder plötzlichen Verlustes einer geliebten Person, der Beobachtung von Gewalt gegenüber einer geliebten Person, der Erfahrung von Schuld am Tod oder der schweren Schädigung sozialer Anderer, etc. Traumata sind mit überwältigenden Gefühlen von Hilflosigkeit und Ohnmacht verbunden. Folgewirkungen einer traumatischen Erfahrung treten in vielen Fällen verzögert auf, nach Monaten oder Jahren. „Bedingt durch eine Wiederholung von Komponenten der traumatischen Situation, durch Lebenskrisen oder ‚Passagen' im Lebenszyklus kann ein bis dahin latentes Traumaschema stimuliert werden und zur Symptomproduktion beitragen" (Fischer & Riedesser, 1999, S. 45).

Zentrale frühe Traumatisierungen sind jene der Vernachlässigung, der Misshandlung und der physischen, psychischen und/oder sexuellen Gewalt. Die Langzeitfolgen von Deprivationserfahrungen in der frühen Kindheit bestehen unter anderem in einer Veränderung der Affektmodulation. Angstaffekte können leichter in Panik umschlagen, negative Stimmungen leichter in Depression (van der Kolk, 1987).

Im Kontext von Misshandlung erschaffen sich Betroffene Selbst- und Objektrepräsentanzen, die (wie bei anderen Kindern) ihre Wurzeln in der Identifikation mit ihren Bindungsobjekten haben, hier also in der Identifikation mit den misshandelnden Eltern. „Ein (wiederholt) misshandeltes Kind befindet sich in dem Dilemma, dass Bindung gleichermaßen lebensrettend wie lebensgefährlich ist. Vor diesem Hintergrund werden das Bindungs- und das Fluchtsystem gleichzeitig aktiviert, womit höchst widersprüchliche und sich gegenseitig blockierende Fühl-Denk-Verhaltensprogramme [...] gebahnt werden" (Grossmann & Russinger, 2011, S. 138). Bei Jugendlichen und jungen Erwachsenen zeigen sich z. B. erhöhte Aggressionsbereitschaft, Tendenzen zu Alkohol- und Drogenmissbrauch und erhöhte Suizidneigung.

Sexueller Missbrauch mündet vielfach in eine erhöhte Symptombelastung in den Bereichen Angst, Depression und Aggression. Im Jugendalter dominieren Symptome wie Depression, Suizidneigung, Weglaufen, Promiskuität, Alkohol- und Drogenmissbrauch. Bei Erwachsenen kommt es vermehrt zu Suizidhandlungen, Medikamenten- und Alkoholabusus, Essstörungen und einer Häufung stationärer psychiatrischer Aufenthalte aufgrund akuter Krisen. Mitentscheidend für die Bewältigung der traumatischen Erfahrung ist vor allem das Ausmaß an Hilfe und Empathie, das Betroffene erfahren. Im negativen Fall führt die Hilflosigkeit der sozialen Umwelt angesichts der Traumatisierung unter Umständen zu einer Reviktimisierung: „Die Opfer werden zumindest als mitverantwortlich, evtl. sogar als schuldig an ihrem Missgeschick betrachtet" (Fischer & Riedesser, 1999, S. 181).

Wenige Jahre nach dem 2. Weltkrieg schrieb der Folksänger Woody Guthrie einen seiner eindrücklichsten Songs („Deportees"), der später unter anderem von Joan Baez aufgegriffen wurde. Der Text bezieht sich auf einen Flugzeugabsturz, der sich 1948 im Los Gatos Canyon in Kalifornien ereignet hatte. In seinem Song erzählt Guthrie, was den überwiegend mexikanischen Opfern – Farmarbeitern, die von Kalifornien nach Mexiko deportiert wurden – nach dem Absturz widerfahren war: Im Gegensatz zu den US-amerikanischen Opfern wurden sie weder im Radio noch in den Zeitungen namentlich genannt, sondern summarisch als „deportees" bezeichnet und in einem Massengrab beigesetzt.

In Guthries ursprünglich im Sprechgesang vorgetragenem Lied finden sich symbolische Namensgebungen für die namenlosen Opfer. Die Zeilen des Refrains sind Ausdruck des Bemühens, das Unrecht der Behörden und Medien wieder gut zu machen.

Goodbye to my Juan, goodbye Rosalita;
adiós, mis amigos, Jesús y María …

Jedes Wiederhören des Songs erinnert mich daran, dass unsere Verwundbarkeit über die Unterschiede unserer individuellen Biografien hinaus vor allem auf gegebene sozioökonomische Unterschiede verweist. Wer arm ist, wer über einen niedrigen Bildungsstand und Beschäftigungsstatus, schlechte Wohnverhältnissen und über geringe gesellschaftliche Teilhabe verfügt, ist in der Regel verwundbarer als andere.

Bio-psycho-soziale Leidenszustände sind vielfach Ausdruck gesellschaftlicher Ungleichheit und sozialer Exklusion. Ihre Entstehung und Aufrechterhaltung ist auch durch geringes ökonomisches, kulturelles, soziales und symbolisches Kapital der Betroffenen bedingt. Ökonomisches Kapital bezeichnet materiellen Reichtum: Besitz, Geld, Produktionsmittel, die durch Eigentumsrechte institutionalisiert sind. Kulturelles Kapital umschreibt jene Mittel, über welche wir aufgrund unserer schulischen Bildung verfügen, und die in der Regel durch Familientraditionen weitergegeben werden. Mit sozialem Kapital wird das „Netzwerk" umschrieben, welches aus unseren mehr oder weniger institutionalisierten Beziehungen zu Mitmenschen besteht. Unser soziales Kapital ist jene Ressource, die uns Zugehörigkeit, Zugang zu Hilfeleistungen, Unterstützung und anderes sichert. Symbolisches Kapital realisiert sich als gesellschaftliche Anerkennung, als Prestige bzw. Renommee. Gemäß Bourdieu sind die verschiedenen Kapitalformen gegenseitig konvertier- und übertragbar (Bourdieu, 1983).

All diese Formen des Kapitals entscheiden nicht zuletzt darüber, in welchem Maß Menschen Stressoren ausgesetzt sind und über welche Ressourcen sie zu ihrer Bewältigung verfügen. Daher treten bio-psycho-soziale Gesundheitsstörungen bei sozial benachteiligten Bevölkerungsgruppen häufiger auf: „Besonders deutlich zeichnen sich die gesundheitlichen Konsequenzen in Bevölkerungsgruppen ab, deren Lebensverhältnisse durch eine dauerhafte soziale Exklusion und daraus resultierende Belastungen und Nachteile gekennzeichnet sind, z.B. Einkommensarme, Langzeitarbeitslose, Geringqualifizierte oder auch allein erziehende Mütter" (Lampert & Ziese, 2005, S. 6).

Bio-psycho-soziale Leidenszustände sind in vielen Fällen Ausdruck von Ungleichheit und sozialem Unrecht. Allerdings gibt es ein Unrecht, das ebenso tiefgreifend ist wie jenes unsicherer Bindung oder früher Traumatisierung, wie jenes von Armut und gesellschaftlicher Exklusion – das Unrecht des Zufalls und der Genetik. Es ist das Unrecht eines Verkehrsunfalls, an dem ein Kind stirbt und das Eltern traumatisiert zurücklässt, einer genetisch übertragenen Erkrankung, die ihren Schatten über Betroffene wie Mitbetroffene wirft. Es ist das Unrecht all jener Katastrophen, die das Leben von Menschen kreuzen und die zu bewältigen so schwer gelingt.

What would you do if I sang out of tune,
Would you stand up and walk out on me.
Lend me your ears and I'll sing you a song,
And I'll try not to sing out of key.
Oh I get by with a little help from my friends …

Der Song „With a little Help from my Friends" erschien 1967 auf dem Album „Sgt. Pepper's Lonely Hearts Club Band". Er ist ein in mehrfacher Hinsicht außergewöhnlicher Beatles-Song

– er würdigt die Bedeutung von Freundschaft bzw. sozialer Unterstützung, und er verkörpert zugleich, was er beschreibt. Der Song ist einer der wenigen, die von Ringo Starr – dem deklarierten Nicht-Sänger der Beatles – gesungen wurden. Die Komponisten Lennon und McCartney achteten darauf, dass die Melodieführung Starrs geringem Stimmumfang Rechnung trug: Das Lied besteht aus nur fünf direkt nebeneinander liegenden Tönen, die einzige Ausnahme ist der sechste Ton am Ende des Liedes.

Gleich Problem- und Lösungsentwicklungen unterliegen auch unsere Verwundbarkeit und unsere Resilienz für gegebenen Distress nicht dem Prinzip der starken Kausalität: Ähnliche Ursachen haben nicht zwingend ähnliche Folgen. In nicht linearen Systemen können vielmehr minimale Unterschiede in den Ausgangsbedingungen und/oder kleine Mikroeinflüsse im Verlauf zu völlig unterschiedlichen Entwicklungen führen („Schmetterlingseffekt", Strunk & Schiepek, 2006). Wie verletzlich wir für Distress sind, hängt von der Qualität und der Fülle unserer biologischen, psychologischen und sozialen Ressourcen ab. Entwicklungspsychologische Longitudinalstudien belegen, dass Menschen einer Vielzahl von Schutzfaktoren als Gegengewicht bedürfen, um gegebene Belastungsfaktoren aufzuwiegen. So weist etwa die Kauai-Studie nach, dass sich Risikokinder, die in ihrer Entwicklung vielfachen Belastungen ausgesetzt sind, bei Vorliegen ausreichender Schutzfaktoren positiv entwickeln können (Werner & Smith, 1982, 1992). In diesen Studien wurde ein Drittel der untersuchten Kinder als durch perinatale Problemstellungen risikobelastet angesehen, ihre Familienverhältnisse waren aufgrund von Trennung, Scheidung, elterlichem Alkoholismus oder elterlicher psychischer Erkrankung beeinträchtigt. Als weitere Belastungsfaktoren erwiesen sich eine längere Trennung von der primären Bezugsperson im ersten Lebensjahr, die Geburt eines Geschwisters in den ersten beiden Lebensjahren, eine körperliche Erkrankung der Eltern, die Behinderung eines Geschwisters, die Abwesenheit des Vaters, die Wiederverheiratung eines Elternteils, der Eintritt eines Stiefvaters oder einer Stiefmutter in den Haushalt und der Verlust eines älteren Geschwisters. Zwei Drittel jener Kinder, die mit vier oder mehr solcher Risikofaktoren in den ersten beiden Lebensjahren konfrontiert waren, entwickelten bis zum Alter von zehn Jahren Lern- oder Verhaltensstörungen, neigten danach zu Kriminalität oder entwickelten signifikant häufiger als andere psychische Störungen. Etwa ein Drittel der ursprünglichen Risikokinder hingegen entwickelte sich zu leistungsfähigen und psychisch ausgeglichenen jungen Erwachsenen („stressresistente Kinder"). Als Ressourcen erwiesen sich unter anderem die Größe der Familie (Familien mit vier oder weniger Kindern), ein Altersabstand zwischen den Kindern von mindestens zwei Jahren, die Existenz einer stabilen Beziehung zu einer Betreuungsperson (Großeltern, älteres Geschwister) sowie das Vorhandensein emotionaler Unterstützung durch Freunde, Verwandte, Nachbarn, Lehrer und Peersysteme. Resiliente Menschen können Handlungsimpulse tendenziell besser kontrollieren, sie sind Interaktionspartnern gegenüber stärker zugewandt und tendenziell einfühlsamer, sie verbalisieren häufiger ihre Gefühle, sie ersuchen andere eher um Hilfe, sie geben Schwächen eher zu, ihre Selbsteinschätzung ebenso wie ihre Zukunftsvorstellungen sind realistischer, und sie verfügen über ausgeprägtere interne Kontrollüberzeugungen (Moriarty & Toussieng, 1976).

2.4.2 Physiologisch-affektive Verarbeitung

Im Gehirn wird Distress sowohl physiologisch-affektiv (über eine sog. „low road", welche über thalamische Verschaltungen direkt zu den Amygdalae und die von ihnen angeregten vegetativen, motorischen und endokrinen Reaktionen führt) wie kognitiv (über eine sog. „high road" bzw. über den präfrontalen Kortex) verarbeitet. Im Kontext physiologisch-affektiver Verarbeitung lassen sich drei Distress-Systeme unterscheiden, die an jeweils unterschiedliche kortikale Zentren gebunden sind und jeweils unterschiedliche Neuromodulatoren für Erregung oder Beruhigung nutzen: das Furcht-, das Panik- und das Freeze-System (Sachsse, 2004, S. 33).

Unser gesamtes Wahrnehmen wird durch die Amygdalae geleitet, die eine aktuelle Gefahreneinschätzung unserer gegebenen Lebens- bzw. Umweltsituation leisten. Im Fall einer Gefahrensmeldung wird eine Stressreaktion ausgelöst, die mit erhöhter Aufmerksamkeit einhergeht: „Die Amygdala lenkt die Aufmerksamkeit auf emotional-motivational wichtige Reize und sorgt für ihre gründliche Verarbeitung durch Erhöhung des kortikalen Erregungsniveaus und wachsames Monitoring der Umgebung" (Grawe, 2004, S. 152)[8].

Die Aktivierung des (sympathikotonen) Furchtsystems zeigt sich in der Beschleunigung des Herzschlags, im Anstieg des Blutdrucks, in der Erhöhung des Muskeltonus sowie in der Erhöhung der Zuckerreserven. Gelingt die erfolgreiche Bewältigung einer Stresssituation, werden Dopamin und Opioide ausgeschüttet, was zu einer Belohnung der utilisierten Bewältigungsstrategie(n) führt. Eine Beruhigung dieses Systems erfolgt durch erfolgreichen Kampf bzw. erfolgreiche Flucht („fight or flight") und führt über negative Rückkopplungsprozesse des Stressregulationssystems (Hypophysen-Hypothalamus-Nebennierenrinden-System).

Fühlen wir uns angesichts eines Stressors ohnmächtig und hilflos, ist weder Kampf noch Flucht möglich, so wird das Panik-System aktiviert. Dabei handelt es sich um ein parasympathikotones Stressverarbeitungssystem, das sich in verringertem Muskeltonus („weichen Knien"), in einem Druckempfinden in der Brust, in einem Kloß im Hals, in Harndrang und in der Neigung zur Darmentleerung („Schiss") manifestiert. Die mit dem Panik-System verknüpfte Erlebnisqualität ist jene von Panik, Hilflosigkeit und Regression. Mittels Aktivierung des Panik-Systems evozieren Kleinkinder wie auch Erwachsene (zumeist) Reaktionen ihrer Bezugspersonen in Form von Fürsorge, Nähe und Körperkontakt. Eine Beruhigung des Panik-Systems resultiert vorrangig aus der Erfahrung sozialer Nähe.

In Kontexten, die eine Aktivierung des Panik-Systems unmöglich machen – etwa wenn eine Bezugsperson nicht (mehr) zugänglich ist oder wenn Panik und Hilflosigkeit (neue) Gefahren heraufbeschwören – ist es angemessener, sich in Form einer Freeze-Reaktion völlig still zu verhalten. Die Freeze-Reaktion ist zwar nach außen hin leise, innerlich aber mit Hyperarousal gekoppelt. Physiologisch realisiert sich das Freeze-System als hoch-

8 Die Amygdalae reagieren auf bedrohliche Reize auch dann, wenn diese nicht bewusst wahrgenommen werden. Angstreaktionen generalisieren sich auf der Basis klassischer Konditionierungsprozesse, „... ohne dass sich die Aufmerksamkeit überhaupt dem Auslöser der Angst zuwenden muss." (Grawe, 2004, S. 97)

gradige muskuläre Anspannung bei gleichzeitigem Herzrasen. Der assoziierte psychische Erfahrungszustand ist jener der Dissoziation – hier wird nicht nur der Reizstrom von außen, sondern auch jener von innen unterbrochen (Bauer, 2006, S. 181). Ist die Gefahr vorüber, erfolgt eine Beruhigung des Freeze-Systems durch die Ausschüttung von Endorphinen.

2.4.3 Kognitive Verarbeitung

Distress wird nicht nur affekiv-physiologisch, sondern zugleich kognitiv – über Gedanken, Erinnerungen, Bilder – verarbeitet. Hierbei werden Stresserfahrungen kategorisiert und in Bedeutungs- und Erklärungszusammenhänge gebettet, sie werden hinsichtlich ihres weiteren Verlaufs vorausberechnet und mit Problemlösungsmöglichkeiten in Verbindung gesetzt.

Bio-psycho-soziale Leidenszustände korrelieren in hohem Maß mit spezifischen Weisen kognitiver Verarbeitung: Betroffene attribuieren sich selbst als fehlerhaft, unzulänglich, wertlos und nicht liebenswert (Beck, 2004), Erfahrungen werden in der Regel negativ interpretiert, subjektiv werden überwiegend Enttäuschungen und Niederlagen empfunden. Die Zukunftserwartung ist negativ geprägt. Betroffene schreiben sich selbst geringe oder fehlende Selbstwirksamkeit zu. Diese dominanten Verarbeitungsmuster bewirken, dass die gegebene Wirklichkeit eindimensional, global, invariabel, verabsolutierend oder irreversibel wahrgenommen und interpretiert wird (Beck, 2004). Sie realisieren sich in Form willkürlich erscheinender Schlussfolgerungen, in Übergeneralisierungen und in dichotomem Denken – einem Denken in Alles oder Nichts-Kategorien. Sie verwirklichen sich in Vorgängen der „Personalisierung“ (Betroffene beziehen Ereignisse in hohem Maß auf sich selbst), der „selektiven Abstraktion“ (negative Einzelinformationen werden gegenüber positiven übermäßig gewichtet), des „Maximierens und Minimierens“ (negative Erfahrungen werden übertrieben, positive Erfahrungen relativiert) sowie des „Katastrophisierens“ (primär werden vorrangig negative Ereignisse vorhergesagt und erwartet) (Wilken, 2010).

Physiologisch-affektive und kognitive Wirklichkeitsverarbeitung sind eng miteinander verschränkt, sie modulieren einander wechselseitig („Affektlogik“, Ciompi, 1982).

2.4.4 Coping

In einem Therapiegespräch erzählte ein Klient von einer bitteren Erfahrung: In einer für ihn kritischen Situation hatte ihn seine Partnerin im Stich gelassen; zudem war ein wichtiges berufliches Projekt gescheitert, so dass er das Gefühl hatte, wieder einmal und wie schon so oft in seinem Leben ganz am Anfang zu stehen. Er beschrieb seine Verzweiflung und seine Hoffnungslosigkeit. Er beschrieb seinen starken Impuls, alles, worum er gekämpft hatte, „hinzuschmeißen“, womit er seine Absicht bezeichnete, seinen Job zu kündigen, seine Beziehung zu beenden und seinen früheren exzessiven Alkoholkonsum wieder aufzunehmen. Alles schien ihm nichtig. Bislang jedoch hatten ihn kurze „Momente der Besonnenheit“ von diesem Schritt abgehalten.

Nachdem er seine Not erzählt hatte, bat ich ihn, mir seine gegenwärtige Erfahrung mittels der Positionierung mehrerer Stühle im Therapieraum zu veranschaulichen: Einer der Stühle sollte sein Selbst, ein anderer die vorherrschende Stimme des „Hinschmeißens“, ein dritter Stuhl das repräsentieren, was er als „Momente der Besonnenheit“ kodiert hatte. Er positionierte den sein Selbst abbildenden Stuhl nahe und gegenüber dem Alles-Hinschmeißen-Stuhl; er stellte den Stuhl der Besonnenheit parallel zum Stuhl des eigenen Selbst, allerdings in weiter Entfernung zu diesem (vgl. Abb. 7).

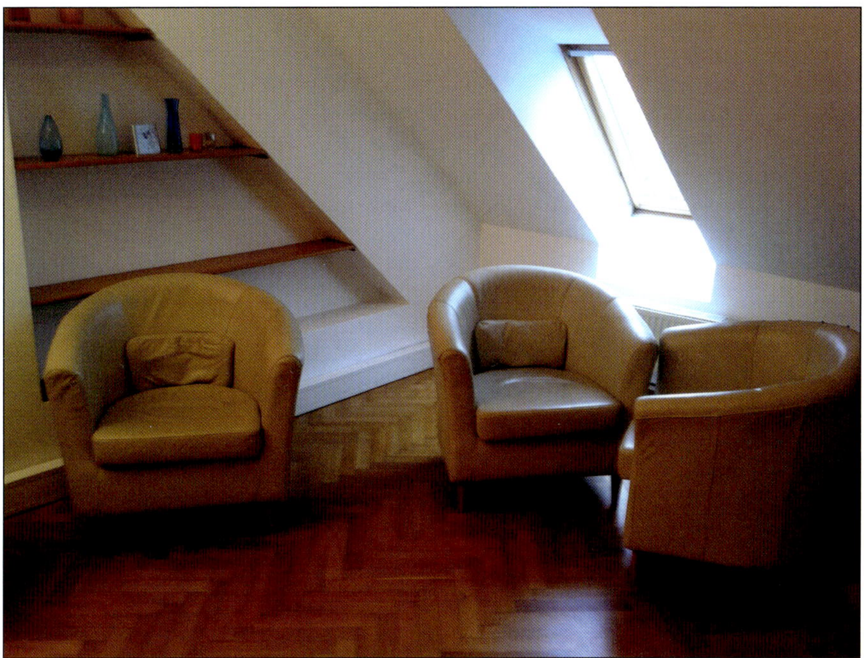

Abbildung 7: Die mehrfachen Stimmen eines Klienten, abgebildet in zwei Stühlen, die links und rechts des Stuhls, der sein „Selbst“ repräsentiert, positioniert sind.

Ich bat ihn, die Stimmigkeit seiner Darstellung dadurch zu überprüfen, dass er auf dem Stuhl seines Selbst Platz nahm, wodurch es zu einer kleinräumigen Justierung der Positionen kam. Dann fasste er unaufgefordert eine Entscheidung: Er wechselte seine Sitzposition und nahm auf dem Stuhl der Besonnenheit Platz. Von hier aus würde alles anders aussehen. Von hier aus wisse er, dass die gegenwärtige Krise eine unter vielen sei, die er in seinem Leben schon durchschritten habe. Von hier aus wisse er, dass sie vorübergehen würde. Von hier aus wisse er auch, wie er sich wieder aufrichten könne. So sprachen wir über dieses sein Wissen und all die Implikationen, die sich daraus für die Bewältigung der gegebenen Krise ergaben.

Eine Rückregulation von Distress erfolgt durch die Aktivierung von funktionalem oder dysfunktionalem Bewältigungsverhalten. Ein symptomatisches Coping-Muster wie etwa Bulimie, Anorexie, Drogenkonsum oder Selbstverletzung lässt sich vor diesem Hintergrund als an spezifische Stresserfahrungen gebundenes Bewältigungsverhalten lesen.

Unsere Varianten des Coping gründen in Persönlichkeitstraits, in soziokulturell und familiär tradierten Rollenmustern, in durch Versuch und Irrtum begründeten Lernerfahrungen und in Vorgängen des Modelllernens. Unser Coping ist mit einer Aktivierung des neuronalen Belohnungssystems gekoppelt – mit einer Ausschüttung von Dopamin, Opioiden,

Endorphinen und Encephalinen. Die kurzfristig erfolgreiche Rückregulation von Stress, die symptomatische Muster gewährleisten, führt zu ihrer (negativen) Verstärkung. Diese Koppelung bzw. diese Verstärkung bewirkt, dass symptomatisches Coping, so es nicht aktiv gehemmt wird, im Laufe der Zeit mehr und mehr gebahnt wird. Langfristig dysfunktionale Bewältigungsstrategien werden daher bei einem Wiederauftreten von Distress schnell und leicht reaktiviert. In weiterer Folge kommt es zu einer Ordnungsbildung in Form spezifischer Fühl-Denk-Verhaltensmuster.

Symptomatische Lösungsversuche bergen jedoch langfristig Schattenseiten: Sie gehen zumeist mit Gefühlen von Scham und Schuld einher, tragen zu einer negativen Selbsterzählung bei oder verfestigen diese, sie sind mit einem Erleben eingeschränkter Autorenschaft für das eigene Leben verbunden, sie bergen gesundheitliche Risiken und Nebenwirkungen, und sie ziehen partnerschaftlichen, familiären, sozialen wie beruflichen Stress, zuweilen auch soziale Stigmatisierung und Exklusion, nach sich. Sie erzeugen so die Bedingungen ihres Wiederauftretens mit. Es handelt sich um Lösungsversuche, die oft eine Dosiserhöhung und Frequenzsteigerung erfordern, wie dies etwa bei Drogen- und Alkoholkonsum, bei Essstörungen oder selbstverletzendem Verhalten der Fall ist (vgl. den systemischen Archetypus „Fehlerkorrektur" nach Senge, Abb. 12 in Strunk & Schiepek, 2014). All diese Auswirkungen verstärken die ohnehin gegebene Stresssituation, welche die Betroffenen wiederum auf „bewährte" Weise zu bewältigen versuchen. So werden dysfunktionale Fühl-Denk-Verhaltensmuster im Lauf der Zeit zu Attraktoren, welche immer weitere Kreise ziehen, mehr und mehr Lebensbereiche und Erfahrungen von Betroffenen „versklaven" (Haken & Schiepek, 2006, S. 111), und die Beziehung zu sozialen Anderen sowie die Beziehung zu sich selbst überschatten.

2.4.4 Die Dynamik des Selbst

> Vor einigen Jahren entstand aus der Zusammenarbeit von Paul Simon mit puertoricanischen Musikerinnen ein wunderbares Album namens „Born in Puerto Rico". Der Refrain des Titelsongs lautet:
>
> *Noone knows you like I do*
> *Noone knows your heart the way I do*
> *Noone will testify all that you've been through*
> *But I will.*
>
> In Therapien bemühe ich mich, dieses im Lied angesprochene „Ich" als Zeuge für all das Schwere, das Klientinnen und Klienten durchleiden, zu gewinnen. Dieses „Ich" lässt sich als ihr „Narratives Selbst" interpretieren.

Menschliche Persönlichkeit – so Tolstoi (1932, S. 280) – zeichnet sich durch Multiplizität aus: „Die Menschen sind wie Flüsse, das Wasser ist überall gleich, überall dasselbe, aber jeder Fluss ist bald schmal, bald rasch, bald breit, bald still, bald rein, bald kalt, bald trüb, bald warm, ebenso auch die Menschen. Jeder Mensch trägt in sich die Keime aller menschlichen Eigenschaften, und manchmal offenbart er die einen und manchmal die anderen und ist oft sich selber ganz und gar nicht ähnlich, während er doch immer dasselbe Selbst bleibt."

Unter einem selbstpsychologischen Blickwinkel lassen sich mit Leidensdruck verbundene Potenzialtäler als Anteile des menschlichen Selbst lesen, die vor dem Hintergrund von Distress – von „starken“ situativen Einladungen – verstärkt aktiviert werden. Diese Täler sind Teil unseres *prozessualen Selbst*, Teil der Vielfalt und Multiplizität all unseres Fühlens, Denkens und Verhaltens. Aber wir sind nicht nur unser prozessuales Selbst, wir können unser Fühlen, Denken und Verhalten mittels unseres narrativen Selbst zugleich zum Gegenstand von Erzählungen und eigener Beeinflussung machen. Wir sind Erzählerin und zugleich das, worüber wir erzählen; wir sind sowohl ein erzählendes bzw. erkennendes Selbst – ein *self as knower* („I“) – und ein erzähltes bzw. erkanntes Selbst – ein *self as known* („me“) (James, 1890). Unser „Selbst ist zwar eine Einheit, aber nicht einheitlich“ (LeDoux, 2006, S. 49).

Das narrative Selbst umschreibt all die Repräsentationen, die sich auf unser vielfältiges prozessuales Selbst beziehen; es fungiert zumeist als Attraktor personaler Zustände und selbstbezüglicher Beschreibungen, es bezeichnet ein Netz narrativer Fragmente rund um das eigene Selbst (Dennett & Lane, 1991, S. 418) bzw. ein Bewusstsein unseres Selbst, das sich im Kontext der Vielfalt unserer prozessualen Erfahrungszustände mittels mehr oder minder kohärenter Geschichten, „... die wir über uns selbst erzählen, in die Vergangenheit und in die Zukunft erstreckt“ (LeDoux, 2006, S. 34).

Leben – so der kolumbianische Schriftsteller Gabriel Garcia Marquez (2003, S. 7) – ist das, was wir erinnern und wie wir es erinnern. Mittels unseres narrativen Selbst konstruieren wir kohärente Erzählungen rund um das eigene Selbst und regulieren auch unser eigenes Fühlen, Denken und Verhalten, indem wir einzelne Aspekte des prozessualen Selbst aktivieren oder hemmen. Mittels beider Funktionen verwirklichen wir partiell die Autorenschaft unseres eigenen Lebens. Welcher Teil unseres prozessualen Selbst von Augenblick zu Augenblick in den Vordergrund tritt, hängt nicht nur von den „Einladungen“ unserer Umwelt und der gegebenen Lebenskontexte ab, es ist auch durch Fokussierungen unseres narrativen Selbst mit determiniert. Im Fall bio-psycho-sozialer Leidenszustände „sorgt“ unsere innere Kommunikation in Form einer so genannten „Problemtrance“ dafür, dass der fortwährende Wandel unseres prozessualen Selbst gleichsam angehalten wird und spezifische, mit Leiden und Einschränkung verbundene Fühl-Denk-Verhaltensmuster verstärkt aktiviert und gebahnt werden. So erhält unsere Potenziallandschaft ihre spezifische Form.

Menschen, die von bio-psycho-sozialen Leidenszuständen betroffen sind, sind – so White (1997, S. 15) – in vielen Fällen in familiäre wie soziale und gesellschaftliche Diskurse eingebettet, die sie als defizitär oder abweichend definieren. Durch das Internalisieren dieser Diskurse werden diese zu beherrschenden, dominanten Geschichten über das eigene Selbst und tragen so dazu bei, dass sich Leidenszustände verfestigen. Wie Menschen sich selbst sehen, ist Ausdruck und Folge eines „Spiegelbildeffekts“: Es ist eine Folge der Internalisierung von Wahrnehmungen und Bewertungen der eigenen Person durch soziale Andere (Cooley, 1902/1956).

Die Aufrechterhaltung bio-psycho-sozialer Leidenszustände wird unter anderem durch unsere Aufmerksamkeitsfokussierung bestimmt. Diese Fokussierung führt zu einer Restriktion von Verhaltensmöglichkeiten und Lösungsstrategien rund um Problemerfahrungen: „Clients are seen as being out of contact with information about their own ressources which might assist them in handling problems as a result of the operation of restraints“ (Kamsler, 1998, S. 58). Lösungen hingegen emergieren im Kontext der Wiederentdeckung alternativer Geschichten von Klientinnen über sich selbst; sie emergieren im Wiederentdecken von Geschichten, die den Kompetenzen, Fähigkeiten und Ressourcen von Klientinnen gerecht werden, im Wiederfinden von Multiplizität.

2.5 Therapeutische Implikationen

Das dargestellte stresstheoretische Verständnis bio-psycho-sozialer Leidenszustände verknüpft „... relevante psychische Verarbeitungs- und Handlungsregulationsprozesse ..., aus denen sich dann die konkreten körperlichen Symptome sowie auch die relevanten psychischen Symptome [...] ableiten lassen" (Sachse, 1995, S. 84). Wie jedes Modell versucht es, Komplexität zu reduzieren, in dem es eine von sicher vielen möglichen Perspektiven anbietet, selektiert und abstrahiert (vgl. Schiepek, 1991) und damit Ansatzpunkte für Fallkonzeptionen, Hypothesenbildung und passende Interventionen liefert (Rufer, 2012, S. 37).

Therapie ist ein Versuch des „Eingriffs" in eine autonome Systemdynamik: Im Rahmen des dargestellten stresstheoretischen Modells ist sie der Versuch einer Transformation all jener Elemente und ihrer Zusammenhänge, die einen mit Leiden und/oder Einschränkung verbundenen Systemzustand konstellieren. Therapie ist ein Bemühen, Klienten dabei zu unterstützen,

- Aktualstress zu reduzieren und/oder biografischen Stress – etwa in Form von traumatischen Erfahrungen – zu verarbeiten und zu integrieren,
- dominante affektive Verarbeitungsweisen wie Angst und Verzweiflung zu „hemmen" und ein Mehr an Resilienz aufzubauen,
- gegebene Wirklichkeit mit alternativer Bedeutungsgebung und Wahrnehmungsselektion zu beantworten,
- Belastungserfahrungen nicht mit symptomatischem bzw. dysfunktionalem Coping, sondern in selbstfürsorglicher Weise zu verarbeiten,
- eine positive Selbsterzählung zu entwickeln und ihr Leben sowie ihre partnerschaftlichen und sozialen Beziehungen entsprechend ihren Bedürfnissen, Werten und Zielen zu gestalten.

Jedem dieser Aspekte und ihren Zusammenhängen sind im Verlauf langsamer systemischer Einzeltherapie in der Regel mehrere Therapiegespräche gewidmet. Ausgehend von der Annahme, dass die Verwandlung eines Aspekts im Kontext seiner rekursiven Verknüpfung Auswirkungen auf alle anderen Aspekte birgt, gründet die Wirkung von Therapie letztlich auf einer Integration und Synergie von Veränderungsanregungen und -erfahrungen.

2.6 Symptombezogene Diagnostik im Erstgespräch

Therapeutische Modellbildungen rund um bio-psycho-soziale Leidenszustände spiegeln sich partiell in diagnostischen Unterscheidungen wider. Der Begriff „Diagnostik" leitet sich vom altgriechischen Wort „diágnosis" ab und bezeichnet ein „unterscheidendes Erkennen". Mit Laireiter lässt sich zwischen einer symptom- und prozessbezogenen Diagnostik unterscheiden. Während sich erstere auf Ziel- und Problembereiche einer Therapie bezieht, fokussiert zweitere Prozessvariablen wie die therapeutische Interaktion, die Motivation von Klientinnen und anderes (Laireiter, 2000b, S. 324). Beide Fragestellungen sind von hoher Bedeutung. Ihre Beantwortung begründet, ob Psychotherapie (und wenn ja, welche Art der Psychotherapie) indiziert ist, ob und durch wen Psychotherapie finanziert wird, wie lange Therapie dauern, in welcher Frequenz und welchem Setting sie stattfinden soll. Ihre Beantwortung grenzt ein, was Gegenstand des gemeinsamen Dialogs ist.

Symptombezogene Diagnostik erhebt die Art des von Klientinnen beschriebenen Leidenszustandes und stellt fest, in welche biologischen, psychischen und sozialen Zusammenhänge dieser eingebettet ist. Mit Kubinger und Jäger (2003, S. 87) lässt sich symptombezogene Diagnostik als „Aufstellen und Prüfen idiografischer Hypothesen" lesen. Sie dient unter anderem der Klassifikation von Leidenszuständen, ihrer Erklärung sowie der Vorbereitung von Behandlungsentscheidungen. Symptombezogene Diagnostik ist ein Versuch der Abbildung der für Klientinnen gegebenen Problemwirklichkeit – eine meist narrative oder grafische Form der „Vermessung der Welt". Der Fluss des von Klientinnen Erzählten und ihr in der Therapiesituation gezeigtes (Beziehungs-)Verhalten werden dabei in spezifischer Weise interpunktiert, selektierte Phänomene werden miteinander verbunden und mit Hilfe von Begriffen kodiert.

Symptombezogene Diagnostik erfüllt im Rahmen des Erstgesprächs wie auch in Folge- und Abschlussgesprächen eine sowohl indikative, handlungsleitende, reflexive, evaluative wie kooperative Funktion. In indikativer Hinsicht ermöglicht sie im Erstgespräch Grundsatzentscheidungen bezüglich des therapeutischen Dialogs. Indikative Fragen betreffen die Form, Dauer und Frequenz der Therapie, die Auswahl und Gestaltung des therapeutischen Settings sowie eventuell ergänzende Formen der sozialen und/oder medizinischen Hilfe. Nur wenn geklärt ist, dass von Klientinnen beschriebene Themen veränderungswürdig und psychosozial (mit-)bedingt sind, soll die Entscheidung für eine Psychotherapie fallen. Ist das Ergebnis dieser Klärung offen oder unsicher, so wird an die Stelle eines Therapieangebots eine weitere diagnostische Abklärung treten. Alternativ kann das Erstgespräch zur Empfehlung einer weiteren Beobachtung einer Thematik führen und/oder ein weiteres Klärungsgespräch nach einem vereinbarten Zeitabstand nach sich ziehen.

In ihrer handlungsleitenden Funktion besteht die Aufgabe symptombezogener Diagnostik darin, passende Methoden und Strategien der Behandlung zu selektieren. In dieser Funktion ermöglicht Diagnostik eine Bestimmung der inhaltlichen Foki einer Therapie, die Planung einer angemessenen Form der Beziehungsgestaltung sowie Entscheidungen hinsichtlich der Gestaltung des Therapieprozesses bzw. einzelner interventiver Vorgehensweisen.

Diagnostische Unterscheidungen ermöglichen eine Ökonomisierung des therapeutischen Vorgehens: Das gegebene störungsspezifische und ätiologische Wissen von Therapeutinnen fließt in die individuelle Analyse mit ein. So lassen sich einzelne Problemthematiken von Klientinnen als Ausdruck „prototypischer Strukturen" verstehen, die wiederum zu bestimmten therapeutischen Handlungsprototypen, die allerdings mit der Persönlichkeit und dem Lebenskontext von Klientinnen abgestimmt werden müssen, führen: „Die Aufgabe von Diagnostik ist es in jedem Fall, mehr oder weniger formalisiertes Wissen aus Erfahrungen mit früheren Patienten selektiv für neue Patienten nutzbar zu machen" (Caspar, 2000, S. 159).

In ihrer reflexiven Funktion ist symptombezogene Diagnostik Ausdruck einer therapeutischen „Klärungsperspektive" (Grawe et al., 1994): transparente Diagnostik ermöglicht Klientinnen im guten Fall ein vertieftes Selbstverstehen rund um problemassoziiertes Kognitionen, Emotionen und Verhaltensweisen.

In ihrer evaluativen Funktion stellt symptombezogene Diagnostik die Grundlage für die wiederholte Qualitätskontrolle einer laufenden und für die Effektivitätsprüfung einer abgeschlossenen Therapie dar. Sie ermöglicht die Beurteilung, ob und in welchem Ausmaß eine Therapie hilfreich ist oder war und begründet während einer Therapie unter Umständen eine Neuausrichtung oder auch Auflösung des Therapiesystems.

In ihrer kooperativen Funktion verstärkt Diagnostik in Form eines gemeinsamen Problem- und Zielverständnisses die „working alliance" von Therapeutinnen wie Klientinnen und begünstigt die Zusammenarbeit eines Therapiesystems mit anderen Helfersystemen.

2.6.1 Formen symptombezogener Diagnostik

Im Kontext symptombezogener Diagnostik lässt sich zwischen klassifikatorischer, kontextualisierender, somatischer und psychologischer Diagnostik unterscheiden (Laireiter, 2000a, S. 7).

Klassifikatorische Diagnostik umschreibt die Zuordnung eines beschriebenen oder beobachteten Phänomens zu einem übergeordneten Begriff bzw. zu mindestens einer Kategorie eines Klassifikationssystems.

Kontextualisierende Diagnostik beschreibt und kategorisiert ursächliche und aufrechterhaltende bio-psycho-soziale Zusammenhänge von Problemen. Sie liefert ein hypothetisches Modell der relevanten Systembedingungen und ihrer Zusammenhänge[9] und lenkt so den Fokus auf die „sensiblen Druckpunkte" (Schiepek, 1986, S. 81), die als Anknüpfungspunke therapeutischer Veränderungsanregung bzw. als Foki von Verwandlung fungieren können. In diesem Zusammenhang erweist sich insbesondere die von Schiepek entwickelte idiografische Systemmodellierung (ISM) als hilfreiches Instrument, da sie

9 Sie umfasst die „Erhebung der situativen, biologischen, kognitiven, affektiven, verhaltens- und umweltbezogenen Bedingungen, die für die Aufrechterhaltung des Problemverhaltens verantwortlich sind. Am Ende der Analyse soll ein hypothetisches Bedingungsmodell des Problemverhaltens als Grundlage des therapeutischen Handelns erstellt werden" (Wittchen et al., 1994, S. 112).

eine systematische Beschreibung der kontextuellen Rahmung und Selbstorganisation von Fühl-Denk-Verhaltensmustern ermöglicht (Schiepek, 1986, 1991; Schiepek et al., 1998; Schiepek & Matschi, 2013; Schiepek et al., 2013a).

In einem Erstgespräch beschrieb ein unter Depression leidender Klient jene Auslösefaktoren und Aus- wie Rückwirkungen, in welche sein Leidenszustand eingebettet war. Zum Auftreten seiner Symptomatik hatte eine langjährige Überlastung an seinem Arbeitsplatz entscheidend beigetragen, die er „ignoriert“ hatte und die schließlich zu einem „Nervenzusammenbruch“ mit Panikattacken geführt hatte. Ein Mitgrund für sein hohes berufliches Engagement war die Hoffnung auf einen beruflichen Aufstieg gewesen, der jedoch seitens seines direkten Vorgesetzten „verhindert“ worden war. Die Erfahrung des Zusammenbruchs führte dazu, dass er von „Selbstzweifeln“ geplagt und sein Selbstwertgefühl massiv eingeschränkt wurde.

In der Folge hatte er seine Arbeit gekündigt, was zu einem bis dato nicht entschiedenen Rechtsstreit mit seinem Arbeitgeber geführt hatte, dessen noch offener Ausgang ihn belastete und Sorgen bereitete. Er hatte dann gehofft, rasch wieder eine Anstellung zu finden, wurde in dieser Erwartung aber enttäuscht. Seine Arbeitssuche verlief erfolglos und in vieler Hinsicht frustrierend. Seine finanzielle Situation war dadurch stark eingeschränkt.

Als weiteren Auslösefaktor identifizierte er eine enttäuschend verlaufene Verliebtheit in eine Mitbewohnerin der Wohngemeinschaft, in der er lebte. Es war dies die erste Liebe nach einer für ihn sehr langen Zeit der „Dürre“ – seine bisher einzige Beziehung lag zu diesem Zeitpunkt mehr als ein Jahrzehnt zurück. Nach langem Zögern hatte er ihr seine Zuneigung gestanden, worauf sie sich von ihm zurückzog und ihm seither in der gemeinsamen Wohnung mit Distanz und Gereiztheit begegnete. Diese Enttäuschung wie auch die Zeit der „Dürre“ hatten tiefe Spuren hinterlassen – er zweifelte an seiner Attraktivität als Mann und an seiner Fähigkeit, eine Beziehung eingehen zu können.

In Folge seiner Depression hatte der Klient begonnen, sich sowohl innerhalb seines Freundeskreises wie auch innerhalb der Wohngemeinschaft mehr und mehr zurückzuziehen. Er verbrachte seine Tage mit Grübeln, erlebte ein starkes Gefühl von Hoffnungs- und Energielosigkeit, so dass er auch früher in seinem Alltag hilfreiche Bewältigungsmuster wie der Kontakt zu Freunden und zu seinen Eltern (die er nicht belasten wollte) oder sportliche Aktivitäten mehr und mehr einschränkte. Seiner durch einen Facharzt verordnete antidepressiven Medikation schrieb er zwar eine stabilisierende Wirkung zu, zugleich aber führte die Tatsache der medikamentösen Behandlung dazu, dass er sich als „psychisch krank“ erlebte, was seine Selbstzweifel und seinen geringen Selbstwert verstärkte. Dies bedingte unter anderem, dass sein seit vielen Jahren neben der Arbeit betriebenes Studium stagnierte (er besuchte keine Vorlesungen und Seminare mehr) – er erlebte sich so als „dreifachen Versager“ (in seiner Arbeit, seinem Beziehungsleben, seinem Studium), gefangen in einer „Perspektivenlosigkeit“, was seine Zukunft betraf.

Im weiteren Verlauf des Gesprächs verdichteten der Klient und ich seine Erzählung zu einer auf dem Flipchart visualisierten „Landkarte der einbettenden Zusammenhänge“ (vgl. Abb. 8). Die idiografische Systemmodellierung wurde zur Grundlage der Formulierung der Ziele der Therapie und ermöglichte die Bestimmung jener Foki, die in den folgenden Therapiegesprächen zu jeweiligen Stundenthematiken wurden.

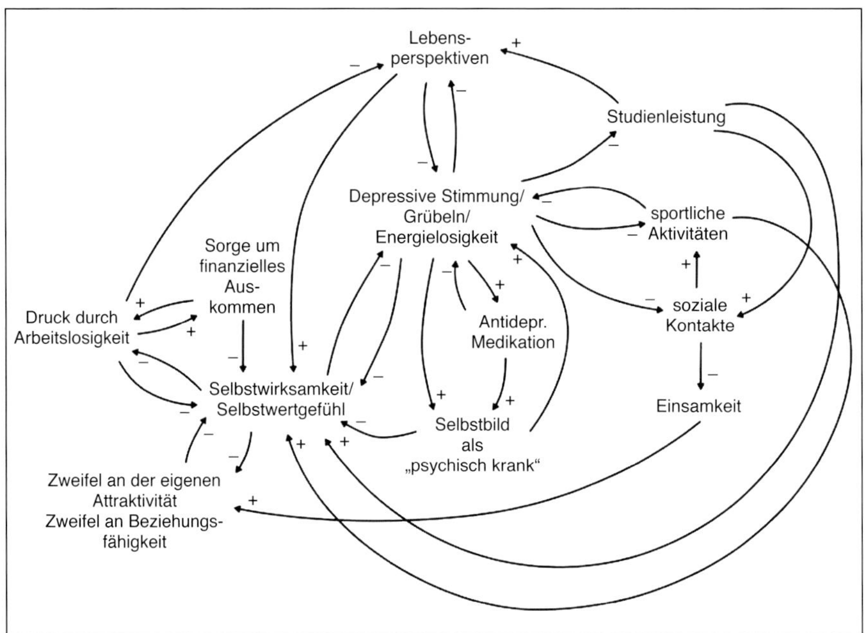

Abbildung 8: Idiografisches Systemmodell eines Klienten

Der zu diesem Erstgespräch passende Song wäre „Nowhere Man“ gewesen, ein Lied von Lennon und McCartney, das 1965 erschien[10].

He's a real nowhere man
Sitting in his nowhere land
Making all his nowhere plans for nobody …

Idiografische Systemmodellierung:

Das Vorgehen der Systemmodellierung besteht in der Regel darin, sich zunächst das Problemszenario der letzten Wochen und Monate erzählen zu lassen. Dabei kann man zum besseren Verständnis vertiefend nachfragen und auch Problemlöseversuche, Coping-Strategien, Ausnahmen von den Problemen und konstruktive Umgangsformen mit diesen thematisieren. Während der Erzählung macht sich die Therapeutin Notizen zu den Aspekten, Teilprozessen oder Begriffen, die dann als Komponenten des Modells

10 Der Legende nach entstand „Nowhere Man“, als Lennon und McCartney unter hohem Druck standen, genügend Lieder für das neue Album „Rubber Soul“ zu schreiben. Lennons Kreativität schien versiegt. In diesem Kontext erinnerte er sich der Perspektivenlosigkeit seiner Ehe mit Cynthia, die er zum Ausgangspunkt seiner Komposition machte. „Es war ein echter Anti-John-Song, geschrieben von John. Erst später hat er mir gesagt, dass er von ihm selbst handle, da er das Gefühl gehabt habe, ins Leere zu laufen. Ich glaube, es ging in Wirklichkeit um den Zustand seiner Ehe. Es war in einer Zeit, als er ziemlich unzufrieden über deren Verlauf war; immerhin, es führte zu einem sehr guten Song.“ (McCartney, zit.n. Miles, 1999, S. 312)

verwendet werden. Danach gehen Klientin und Therapeutin die notierten Begriffe noch einmal durch und rekapitulieren oder modifizieren deren Bedeutung. Ein präzises gemeinsames Begriffsverständnis ist wichtig, ebenso die Wortwahl, welche für die Klientin wirklich zutreffend erscheinen muss. Als begriffliche Komponenten eines Systemmodells kommen „Variablen" in Frage, also Größen, deren Ausprägung sich in der Zeit (z. B. innerhalb von Stunden, Tagen oder Wochen) ändern kann. Nicht dagegen eignen sich Einzelpersonen („Franz", „Maria") oder Einzelereignisse. Möglich sind jedoch Variablen, welche die Beziehung zu Personen ausdrücken (z. B. die erlebte Nähe zu Maria oder die Intensität der Konflikte mit Franz) oder die erlebte Intensität der Erinnerung an ein bestimmtes Ereignis. Die Variablen bezeichnen intraindividuelle oder interpersonelle Aspekte eines umfassenderen Systems, z. B. Kognitionen, Emotionen, Motive, Verhaltensweisen, und ähnliches. Sie werden in Form von theoretischen Konstrukten der Psychologie oder aber in der Alltagssprache benannt.

Nach der Sammlung der Systemkomponenten stellt man sich gemeinsam an eine Flipchart und versucht, die Wirkungen der einzelnen Komponenten aufeinander grafisch darzustellen. Die Wirkungen der einzelnen Komponenten des Modells aufeinander werden in Form von Pfeilen dargestellt, welche im einfachsten Fall durch + oder – qualifiziert sind. + bedeutet eine gleichgerichtete Relation (z. B. „Je besser die erlebte Studienleistung, umso ausgeprägter das Gefühl von Selbstwirksamkeit bzw. das Selbstwertgefühl" oder umgekehrt „Je geringer die erlebte Studienleistung, umso schlechter das Gefühl von Selbstwirksamkeit bzw. das Selbstwertgefühl"). – bedeutet eine gegengerichtete Relation (z. B. „Je ausgeprägter das Gefühl von Selbstwirksamkeit, umso geringer ausgeprägt ist die depressive Stimmung" oder umgekehrt „Je geringer das Gefühl von Selbstwirksamkeit, umso ausgeprägter ist die depressive Stimmung"; „Geringe sportliche Aktivität erhöht die depressive Stimmung" oder umgekehrt „Hohe sportliche Aktivität reduziert die depressive Stimmung").

Möglich sind sowohl direkte Wechselwirkungen (z. B. „Selbstwertgefühl/Selbstwirksamkeit" und „depressive Stimmung" oder „Lebensperspektive" und „depressive Stimmung" aktivieren und triggern sich gegenseitig in jeweils entgegengesetzter Richtung) als auch Schleifen, die mehrere Komponenten einbinden (z. B. die „Studienleistung" könnte [etwa über mehr studienbezogene Aktivitäten] dazu führen, dass mehr „soziale Kontakte" stattfinden, was auch zu mehr „sportlichen Aktivitäten" und in der Folge weniger „depressiver Stimmung" und dies wiederum sowohl zu mehr „sportlicher Aktivität" als auch zu besseren „Studienleistungen" führt; oder: Je mehr „soziale Kontakte" vom Klienten gelebt werden, um so weniger „einsam" fühlt er sich, was wiederum die „Zweifel an seiner Attraktivität und Beziehungsfähigkeit" reduziert, ihm mehr „Lebensperspektive" gibt, weiterhin die „depressive Stimmung" reduziert und anschließend mehr Energie für „soziale Kontakte" gibt).

Mit zunehmender Vernetzung der Komponenten werden Zusammenhänge deutlich, die vorher nicht gesehen wurden oder wo nur einseitige Ursache-Wirkungs-Relationen denkbar waren (nach dem Motto: „x ist Schuld an y").

Am Schnittpunkt zwischen klassifikatorischer und kontextualisierender Diagnostik finden sich andere Formen psychotherapierelevanter Diagnostik, wie etwa somatische oder psychologische Diagnostik. Medizinisch-somatische Diagnostik dient vor allem der Bestimmung möglicher organischer (Mit-)Auslöser bio-psycho-sozialer Leidenszustände. Sie erlaubt eine differenzialdiagnostische Abklärung insbesondere bei somatoformen Störungen und damit den Ausschluss somatischer Ursachen oder zumindest deren Eingrenzung.

Im Rahmen psychologischer Diagnostik werden bio-psycho-soziale Leidenszustände mit „Persönlichkeitsmerkmalen" assoziiert gedacht, also Traits wie Ich-Stärke, Impulskontrolle, Intro- oder Extrovertiertheit, Neurotizismus u.a.[11]. Der Nutzen psychologischer Diagnostik für Psychotherapie ist – so bereits Rogers (1985, S. 206) – zumeist gering: Die Begriffssysteme sind wenig kompatibel mit den subjektiven Konzepten der Klienten, die vorwiegend statischen Beschreibungen fügen sich nicht in ein Verständnis der kontextuellen Bedingtheit und der Dynamik bio-psycho-sozialer Leidenszustände.

2.6.2 Licht und Schatten

Therapeutinnen können nicht nicht diagnostizieren bzw. „unterscheidend erkennen". Klassifikatorische wie kontextualisierende Diagnostik ermöglicht und verwirklicht Komplexitätsreduktion. Sie ermöglicht, dass die Erfahrung eines Problems für Klientinnen ein- und zuordenbar wird. Sie ermöglicht im guten Fall, dass leidvolle Erfahrungen erklär- und verstehbar werden. Sie birgt eine orientierende, unter Umständen auch normalisierende Funktion und ermöglicht so eine Entlastung von Betroffenen und Bezugspersonen. Klassifikatorische Diagnosen geben leidvollen Erfahrungen einen Namen und stellen einen Bezug her. Sie beantworten die meist quälende Frage des „Was fehlt mir?" Sie erzeugen Sinn. Diagnosen sind „units of meaning", die einen Rahmen für die erlebte und gelebte Erfahrung von Menschen zur Verfügung stellen. Dabei werden Ereignisse und Erfahrungen in hohem Maß selektiert: „In striving to make sense [...], we face the task of arranging our experiences of events in sequences across time in such a way as to arrive at a coherent account" (White, 1998a, S. 22).

Klassifikatorische Diagnostik zielt darauf ab, in ihrer Phänomenologie, Dauer, Frequenz oder Intensität mehr oder minder präzise bestimmte Täler der menschlichen Potenziallandschaft einzelnen Diagnosen zuzuordnen. Dem steht gegenüber, dass bio-psycho-soziale Leidenszustände fluktuieren und weitgehend vielgestaltig sind.

Klassifikatorische Diagnosen sind Träger von Bedeutung. Sie transportieren Bedeutungen über die Schwere, den Verlauf, die Dynamik, die Wandelbarkeit oder Statik, zuweilen auch über die Ursache bio-psycho-sozialer Leidenszustände. Diagnosen fördern eine vorrangig statische, keine dynamische Zeitperspektive (Tomm, 1994, S. 212). Sie können im Lauf der Zeit mit persönlichen Identitätskonstrukten von Betroffenen verwach-

11 Psychologische Diagnostik nützt objektive wie subjektive Testverfahren. Objektive Persönlichkeitstests und Persönlichkeitsfragebögen beruhen auf faktorenanalytischen Modellen der Persönlichkeit. Subjektive Tests realisieren sich in projektiven Verfahren, welche auf einer „Veräußerlichung" psychischer Vorgänge als Basis von Beschreibung und Zuordnung beruhen (Freud, 1975, S. 180). Sie verwenden „... uneindeutiges oder unstrukturiertes Reizmaterial, das entwickelt wurde, um Reaktionen auszulösen, von denen angenommen wird, dass sie die Einstellungen, Abwehrmechanismen oder Motivationen und die Persönlichkeitsstruktur eines Individuums aufzeigen" (Kubinger & Jäger, 2003, S. 340). Hierzu zählen Form-Deute-Verfahren wie der Rorschach-Test, Verbal-Thematische Verfahren, zeichnerische und gestalterische Verfahren wie der Sceno-Test und andere.

sen: Person und Störung/Problem werden zunehmend miteinander gleichgesetzt. Sie werden unter Umständen zum zentralen Bezugspunkt der Selbstreferenz von Klientinnen wie zum kommunikativen Bezugspunkt ihrer sozialen Mitwelt. „It is through [...] stories that lived experience is interpreted. We enter into stories; we are entered into stories by others; and we live our lives through stories" (Epston, 1998, S. 11). Die Wirkung klassifikatorischer Diagnosen entspricht vielfach jener von selbsterfüllenden Prophezeiungen, sie bündeln die Aufmerksamkeit und soziale Kommunikation und bilden einen Kristallisationspunkt für Problemsysteme (Ludewig, 1988a).

„Beim Diagnostizieren bezieht der Diagnostiker" – so Amendt-Lyon und Hutterer-Krisch (2000, S. 178) – „einen „nosologischen Standpunkt", der es ihm ermöglicht, sich emotional zu distanzieren, damit die Krankheiten und Störungen des Klienten systematisch beschrieben und klassifiziert werden können. Nimmt der Psychotherapeut diese Haltung bereits während des Erstgesprächs oder der psychotherapeutischen Sitzung ein, so bleibt das nicht ohne Auswirkung auf das Gespräch und die therapeutische Beziehung. Das Risiko wird eingegangen, dass der Psychotherapeut emotional unerreichbar bleibt und nicht mehr in der Lage ist, dem Patienten emotionale Wärme, das Einfühlungsvermögen und die Achtsamkeit entgegenzubringen, die er braucht, um sich ausreichend geborgen zu fühlen und sich auf den therapeutischen Prozess einzulassen. Das Stellen einer klassifikatorischen Diagnose ist Ausdruck einer hierarchischen Beziehung und erzeugt diese zugleich – es gründet in einer „relation of power" (White, 1998b) und begründet diese mit[12]. Es widerspricht dem Verständnis, Klientinnen als Expertinnen zu sehen, die mit Therapeutinnen auf gleicher Augenhöhe an der Lösung ihrer Problemstellungen zusammenarbeiten.

Therapeutinnen können zwar nicht nicht diagnostizieren – schon rein pragmatisch nicht, weil Psychotherapie vielfach zur Gänze oder teilweise aus öffentlichen Mitteln finanziert wird und das Stellen einer Diagnose eine zentrale Voraussetzung dieser Finanzierung bildet. Aber Therapeutinnen können sich bewusst machen, dass klassifikatorische Diagnosen Beschreibungen sind, die nur Ausschnitte aus der Gesamtheit der Persönlichkeit erfassen – all jene Aspekte der Erfahrung von Klientinnen, die mit Störung, Abweichung und Leiden assoziiert sind – und in vielen Fällen ohnehin gegebene dominante Erzählungsmuster von Klientinnen über ihr eigenes Selbst reproduzieren. Klassifikatorische Diagnosen sind Verdichtungen einer „problemsaturierten Erzählung", die eine Zensur all jener Apekte der Persönlichkeit (Potenziallandschaft) von Klientinnen mit sich ziehen, die mit Kompetenz oder mit gelungenem Leben verbunden sind.

Diagnostisches Erzählen vermag niemals den Reichtum der gesamten persönlichen Erfahrung von Klientinnen wiederzugeben: „Lived experience is richer than discourse. Narrative structures organize and give meaning to experience, but there are always feelings and lived experiences not fully encompassed" (Bruner, 1986, S. 143). Störungsbezogene Diagnostik muss daher durch eine lösungsbezogene Diagnostik, durch eine gezielte „... Erkundung aller jener Ressourcen, die es dem Klienten ermöglicht haben, sein bisheriges Leben zu meistern" (Ludewig, 2002, S. 46) ausgewogen werden.

12 Klassifikatorisches Diagnostizieren lässt sich auch als ein Mittel der Angstabwehr von Therapeutinnen lesen: Es ermöglicht ihnen Distanzierung, und es liefert ihnen im Bedarfsfall plausible Erklärungen für die Grenzen ihres Tuns.

Systemische Diagnostik ist vor allem dialogische Diagnostik. Therapeutische Fragen sind der direkteste und wohl auch gleichwertigste Weg zum „local knowledge" von Klientinnen. Fragen versetzt den Befragten in den Status eines Experten. Fragen ermöglicht Therapeutinnen ein Verstehen und ein Nachfragen hinsichtlich der subjektiven Bedeutung der Erfahrung von Klientinnen. Im Fragen fließen unterscheidendes Erkennen und interventives Handeln zusammen.

2.7 Leitdifferenzen

> *The long and winding road*
> *That leads to your door*
> *Will never disappear*
> *I've seen that road before*
> *It always leads me here*
> *Leads me to your door.*
>
> „The long and winding Road" war die letzte gemeinsam veröffentlichte Single der Beatles: McCartney schrieb den Titel auf seiner Farm in Schottland vor dem Hintergrund der Ankündigung Lennons, dass die Band sich auflösen würde[13].

„Problem" und „Lösung" bilden jene Dichotomie, die sich als grundlegende „Leitdifferenz" von Therapie lesen lässt (Grossmann, 2007). Was unterscheidet Gesundheit von Krankheit, Problem- von Lösungs-Wirklichkeit? Es ist das Merkmal des Leids, der Belastung und Einschränkung, das mit Problem-Wirklichkeit einhergeht. Es ist das Merkmal der Entlastung und der Erweiterung von Freiheitsgraden im Fühlen, Denken, Verhalten und Interagieren, das Lösungs-Wirklichkeit auszeichnet.

Die Kommunikation eines Therapiesystems dient dem Übergang vom Problem zur Lösung, und zwar im Kontext all jener im Erstgespräch wie in Folgegesprächen (diagnostisch) konstruierten Systemelemente, in welche der Leidenszustand von Klientinnen eingebettet ist.

Dieser Zielsetzung des Übergangs lässt sich alles therapeutische Handeln zuordnen: „Die hauptsächliche Aufgabe eines Therapeuten ist [...] Aktivieren und Bahnen, und dafür muss der Therapeut eine klare Vorstellung haben, was aktiviert und gebahnt werden soll. Klar ist auch, dass er dafür immer nur an das anknüpfen kann, was beim Patienten schon da ist, denn anderes kann er nicht aktivieren und bahnen" (Grawe, 2004, S. 108). Wie die Therapie insgesamt einer Leitdifferenz untergeordnet ist, so ist auch jedes einzelne Therapiegespräch durch jeweils eine Leitdifferenz bestimmt (vgl. Abb. 9).

---

13 McCartney zog sich zurück; er wanderte, über einen Ausweg grübelnd, durch den Nieselregen des Mull of Kintyre. Später kommentierte er die Entstehungszeit des Songs mit folgenden Worten (zit. n. Miles, 1999, S. 709): „Mir ging es ziemlich dreckig. Ich entwickelte die klassischen Verhaltenssymptome eines ausgemusterten Menschen. [...] Dich packt eine tiefe, tiefe Wut. Und das aus gutem Grund, denn es sind ja die eigenen Kumpels, die dich im Stich lassen. [...] Sicher, es gibt eine Menge Leute, die viel Schlimmeres durchgemacht haben, aber für mich war das damals eine echte Katastrophe, denn ich war ja immer ein Typ gewesen, der sich in jeder Lebenslage zusammengerissen und sich gesagt hatte: Komm, vergiß es! Damals aber war ich davon überzeugt, vollkommen nutzlos und überflüssig zu sein. Plötzlich war ich kein Beatle mehr. Ich verlor den Boden unter den Füßen."

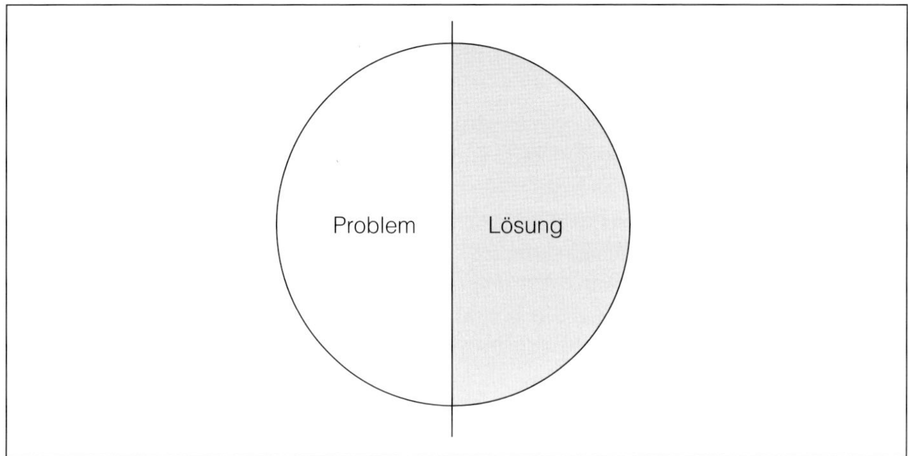

Abbildung 9: Die Leitdifferenz von Problem und Lösung

Arlo Guthrie – Sohn von Woody Guthrie und Komponist so wunderbarer Songs wie „Alice's Restaurant" – erzählte einmal während eines Konzerts, dass er nicht im eigentlichen Sinne komponiere. Er gleiche vielmehr einem Fischer, der am Fluss sitze, seine Angel auswerfe und darauf warte, dass musikalische Ideen gleich Fischen den Fluss herunter schwimmen würden. Leider – so seine Ergänzung – sitze flussaufwärts ein weiterer Fischer (gemeint war Bob Dylan), der ihm die besten vor der Nase wegschnappe.

„The music just blows through me" – so Joni Mitchell (zit. n. Büttner, 1997, S. 221). Ähnlich formuliert es Neil Young (zit. n. Flanagan, 1990, S. 124): „My best works come through me. A lot of times what comes through me is coming from somewhere else." Therapie – so scheint mir – ist an dieser Stelle einfacher als das Schreiben von Songs: Leitdifferenzen leiten sich aus den Wünschen, Zielen und Sehnsüchten von Klientinnen nach einem besseren oder zumindest leichteren Leben ab, sie bedürfen nicht der Intuition oder Erfindung durch Therapeutinnen.

2.8 Systemimmanenz von Lösungen

Aus dem Blickwinkel langsamer systemischer Therapie sind in einer Therapie kreierte Lösungen immer schon gegebene Möglichkeiten eines Systems. Sie müssen nicht erfunden, sondern brauchen „nur" wiederentdeckt zu werden (Grossmann, 1998, 2000). Lösungen lassen sich als jene marginalisierten bzw. verschatteten Potenzialtäler lesen, die im Kontext einer spezifischen sozialen wie inneren Kommunikation ausgeklammert werden (Schmidt, 2011). Lösungen verbergen sich im Unbemerkten, Ungesagten, im Nicht-Fokussierten, im Selbstverständlichen des Lebens von Klientinnen.

Lösungswirklichkeit kommt zu Beginn einer Therapie zumeist die Bedeutung einer „thin story" zu (White, 2000), die von einer „thick story" rund um Problemwirklichkeit überlagert wird. Erst im Verlauf der weiteren therapeutischen Konversation tritt sie nach und nach ans Licht und wird so für Klientinnen wieder verfügbar. Therapie lässt sich unter diesem Blickwinkel als „Archäologie der Hoffnung" (Monk et al., 1997) lesen – als archäologisches Unternehmen, in dessen Kontext marginalisierte Lösungswirklichkeit erkundet und ans Licht gebracht wird, aus in der Regel kleinen Unterschieden rekonstruiert bzw. neu konstruiert wird.

Nicht Probleme sind der zentrale Fokus von Therapie, es sind die Lösungen von Klientinnen: Dass Leben in Unglück bzw. in bio-psycho-soziale Leidenszustände mündet (zuweilen immer und immer wieder), ist vor dem Hintergrund belastender biografischer Erfahrungen und stressgeladener aktueller Lebenswelten von Klientinnen nicht erstaunlich. Erstaunlich und bemerkenswert hingegen ist, dass es im weiten Ozean ihres Lebens Inseln gibt (vgl. Abb. 10), die sich als Momente und Phasen und Vorstellungen guten Lebens, als geglückte, mit Bedürfnisbefriedigung einhergehende, somit „kongruente" Beziehungen, als Gelingendes, als Erfahrungen der Versöhnung mit sich selbst und ihrer Geschichte lesen lassen. Sie sind der Mittel- und Bezugspunkt der therapeutischen Reise.

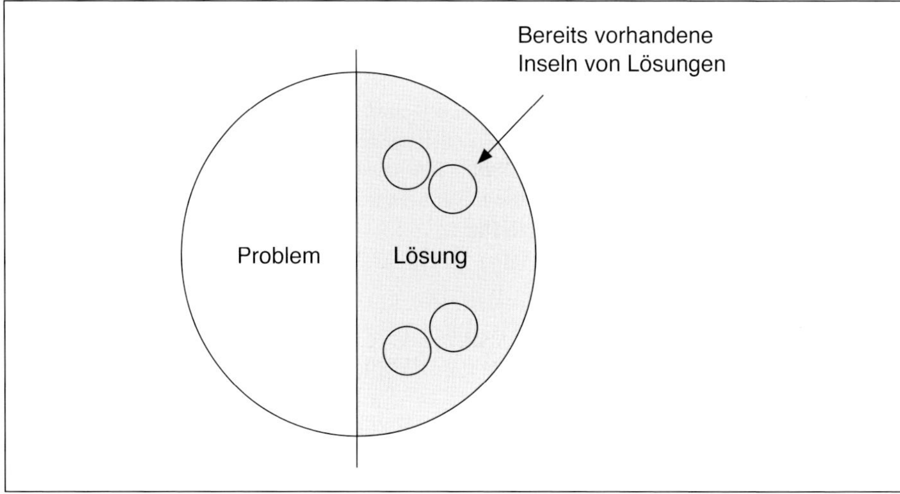

Abbildung 10: Die Systemimmanenz von Lösungen

2.9 Das Entwickeln der Therapiebeziehung

> *Hey Jude, don't make it bad*
> *Take a sad song and make it better …*
>
> Laut Paul McCartney (zit. n. Miles, 1999, S. 579) entstand „Hey Jude" während einer Autofahrt, die er unternommen hatte, um Lennons Exfrau und ihren Sohn Julian kurz nach Johns Scheidung von Cynthia zu besuchen: „Wir waren seit wer weiß wie lang befreundet, und ich dachte, es müsse verdammt hart sein, wenn man praktisch über Nacht zur persona non grata wird und einfach so aus dem Leben der anderen verschwindet. Ich beschloß, die beiden zu besuchen. […] Ich war daran gewöhnt, während der Fahrt nach Kenwood zu komponieren, denn normalerweise fuhr ich ja dorthin, um mit John an irgendwelchen Songs zu arbeiten. Ich begann

> mit den Worten „Hey Jules" – damit war Julian gemeint – „don't make it bad, take a sad song and make it better". Ich wollte damit sagen: „Hey Julian, laß dir diese schreckliche Geschichte nicht zu sehr zu Herzen gehen!". Ich wusste, dass ihm schwere Zeiten bevorstanden."

Wie verwandelt sich ein „sad song"? Damit er sich ändert, bedürfen Klientinnen des Rahmens einer positiven Therapiebeziehung. Diese stellt nach Hubble et al. (2001a) neben den Klientenvariablen (wie z.B. „Hoffnung und positive Veränderungserwartung") und extratherapeutischen Faktoren den zentralen Wirkfaktor hilfreicher Therapien dar (Theorie und Techniken dagegen sind nach neueren Befunden relativ marginal). Die Entwicklung einer positiven Therapiebeziehung ist einer der wichtigsten Beiträge zum Therapieerfolg und entscheidet insbesondere bei Klientinnen, deren Leben in negative zwischenmenschliche Beziehungen eingebettet ist, über den Therapieerfolg. „Für die Einzeltherapie ist die Bedeutung der Qualität der Therapiebeziehung für das Therapieergebnis über alle Zweifel erhaben nachgewiesen, und zwar für ganz unterschiedliche Therapieformen [...] Sie kann als der empirisch am besten abgesicherte Wirkfaktor der Psychotherapie angesehen werden" (Grawe et al., 1994, S. 706). Vor allem das Erstgespräch ist ein entscheidendes Zeitfenster, um eine positive Therapiebeziehung aufzubauen. Es verdeutlicht, ob Therapie ein emotional sicherer Ort ist und werden kann. Eine positive Therapiebeziehung „... bewirkt nicht nur direkt ein verbessertes Selbstwertgefühl des Patienten und erhöht seine Bereitschaft, sich seinen Schwierigkeiten zu stellen, sie öffnet den Patienten auch für die therapeutischen Einflüsse, macht ihn aufnahmebereit für die therapeutischen Interventionen, die ohne eine solche Aufnahmebereitschaft nicht viel ausrichten würden" (Grawe et al., 1994, S. 781). Eine gute therapeutische Beziehung unterstützt die Fähigkeit von Klientinnen, Selbstwirksamkeit zu entfalten und kreative Problem-Lösungs-Übergänge zu generieren; und sie stärkt ihre Veränderungsmotivation (vgl. Abb. 4 in Schiepek et al., 2013a).

Wie können Therapeutinnen zu einer positiven Therapiebeziehung beitragen? Indem sie einen Rahmen der Empathie, des Respekts, der Wertschätzung und Neutralität, der Kooperation, der Ressourcenorientierung und der dosierten therapeutischen Führung schaffen.

2.9.1 Empathie

> Kurz nach dem Unfalltod seiner Mutter schrieb John Lennon den nach ihr benannten Song „Julia", der mit folgender Textzeile beginnt[14]:
>
> *Half of what I say is meaningless*
> *but I say it just to reach you ...*

14 John Lennons zentrale Bezugsperson war nicht seine Mutter, sondern seine Tante, bei der er aufwuchs. Obwohl er seine Mutter bewunderte, „hatte die Beziehung etwas Bedrückendes. Er litt darunter, dass sie ihn verlassen hatte" (Miles, 1999, S. 71). Zudem sah Lennon sie als verantwortlich dafür, dass er vaterlos aufgewachsen war, da sie sich bereits früh von Lennons Vater, einem Seemann, getrennt hatte. Ihr neuer Freund wollte für John keine Verantwortung übernehmen, so dass Julia mit ihrer Schwester die Übereinkunft traf, dass diese sich um John kümmern würde. Gerade in einer Zeit der gegenseitigen Wiederannäherung zwischen John und seiner Mutter wurde sie bei einem Verkehrsunfall getötet. Mit dem Song „Julia" versuchte Lennon Jahre später, seine Trauer zu verarbeiten.

> Gleich Lennon glaube ich, dass „die Hälfte“ dessen, was ich meinen Klientinnen mitteile, unter einem inhaltlichen Blickwinkel ohne Bedeutung ist – es fördert keine Erweiterung ihres Erzählens, es birgt keine Anregung, es spiegelt „nur“ mein empathisches Mich-Anschließen an ihre Erfahrung und ihre Sicht der Wirklichkeit. Es ist darauf ausgerichtet, Klientinnen mein Bemühen um Verstehen und Anteilnahme im Rahmen unserer Begegnung zu vermitteln.

Ob und in welchem Maß Klientinnen ihre Therapeutinnen nach einem Erstgespräch als empathisch einstufen, korreliert deutlich mit dem Outcome einer Therapie. Ein eingeschränktes oder fehlendes Aktualisieren von Empathie hingegen mündet häufig in Therapieabbrüche und/oder eine Verschlechterung der Symptomatik von Klientinnen (Leitner et al., 2012, S. 63).

Gemäß Bachelor und Horvath (2001, S. 152) wird das Empathieverhalten von Therapeutinnen von Klientinnen unterschiedlich wahrgenommen. Klientinnen, die einen „kognitiven Stil“ bevorzugen, nehmen jene Therapeutinnen als empathisch wahr, die ihre augenblickliche innere Erfahrung oder ihre Sehnsüchte in passender Weise benennen. Klientinnen, die einen „affektiven Stil“ bevorzugen, erleben jene Therapeutinnen als empathisch, die an ihrem gegenwärtigen Gefühlen Interesse zeigen, diese verbalisieren oder zum Ausdruck bringen, dass sie nachvollziehen können, was die Klientinnen erleben. „Aus der Sicht der Klientin scheint es also kein konkretes unveränderliches, nützliches Empathieverhalten von Therapeutinnen zu geben“ (Bachelor & Horvath, 2001, S. 152).

2.9.2 Wertschätzung, Respekt und Neutralität

Die positive Wertschätzung, der Respekt und die Neutralität von Therapeutinnen sind für die Bildung des therapeutischen Arbeitsbündnisses fundamental. Hilfreiche Therapeutinnen „... sorgen für eine sichere Beziehungsatmosphäre, die Klientinnen die Möglichkeit gibt, Lebensprobleme von einer neuen Perspektive aus zu betrachten. Therapeuten sind nicht wertend und geben den Klientinnen Raum, ihre Geschichte zu erzählen“ (Tallman & Bohart, 2001, S. 117).

2.9.3 Kooperation

> *I've looked at clouds from both sides now*
> *From up and down ...*
>
> „I've looked on life from both sides now“ – so Joni Mitchell in ihrem Song „Both Sides now“: Therapeutische Kooperation gründet in der Fähigkeit von Therapeutinnen, die Wirklichkeit von Klientinnen aus zumindest zwei Perspektiven – der eigenen und jener ihres Gegenübers – zu sehen. Sie gründet nicht in einem „priveleged knowledge“ von Therapeutinnen, sondern in der Gleichwertigkeit der Teilnehmer des Therapiedialogs (Weingarten, 1999).

Die therapeutische Beziehung „... ist eine auf Verhandlung, Konsens und Kooperation aufgebaute therapeutische Unternehmung“ (deShazer, 1992a, S. 92). Dies betrifft insbesondere die Auswahl der Therapiethemen, die therapeutischen Zielsetzungen sowie den produktiven Umgang mit Irritationen im Kontext des gemeinsamen Dialogs.

2.9.4 Ressourcenorientierung

Ergebnisse von Prozess- und Mikroprozessanalysen Grawes (2004, S. 389) belegen, dass Dialoge im therapeutischen Alltag zumeist in viel höherem Ausmaß durch eine Problem- als durch eine Lösungs- bzw. Ressourcenperspektive von Therapeutinnen geprägt sind. Dem steht gegenüber, dass das Ausmaß, in welchem Therapeutin wie Klientin eine Lösungs- bzw. Ressourcenperspektive aktivieren, entscheidend für das Outcome einzelner Therapiesitzungen wie auch für das gesamte Therapieergebnis ist: Ressourcen- bzw. lösungsbezogene Erfahrungen, die ein Klient in Therapiesitzungen macht, haben „... einen sehr starken Einfluss darauf, ob er die Therapiesitzung als hilfreich erlebt und letztlich auch darauf, ob die Therapie ein Erfolg wird“ (Grawe, 2004, S. 390).

2.9.5 Dosierte therapeutische Führung

Hilfreiche Therapie korrespondiert mit einem mittleren Grad an Führung durch Therapeutinnen. „Pacing“ und Leading“ wechseln einander ab: „Nicht nur die Therapeutin coacht die Klientin auf ihrem persönlichen Entwicklungsweg, sondern auch umgekehrt: Die Klientin coacht die Therapeutin“ (Schiepek et al. 2013a, S. 19; vgl. auch die Ergebnisse von Kopplungsanalysen des Klienten- und Therapeutenverhaltens, die zeigen, dass beide abwechselnd in den „Lead“ gehen und damit das Verhalten des jeweils anderen triggern, Haken & Schiepek, 2006, S. 525 ff.).

Im Rahmen von Einzeltherapie verwirklicht sich dosierte therapeutische Führung vor allem in einer gezielten Lenkung der Aufmerksamkeit von Klientinnen. Psychotherapie lässt sich so als eine Form des „directing discoveries“ lesen: „We're certainly“ – so White (2000, S. 97) – „playing a part that is directive in terms of what gets taken up from these conversations for further exploration. But that's not to say that we are directing things in the sense that we are authoring the actual accounts of people's lives that are expressed in these conversations [...]. In some ways I suppose we direct a certain kind of discovery. We direct a kind of conversation that constructs contexts which invite certain kinds of discoveries to be made.“

2.10 Die Berücksichtigung unterschiedlicher Therapiemotivation

Im Mittelpunkt der prozessbezogenen Diagnostik des Erstgesprächs stehen die Motivation von Klientinnen sowie eine Unterscheidung impliziter oder expliziter Therapieaufträge. Mit deShazer (1992b, S. 104) lassen sich drei mögliche Motivationszustände von Klientinnen unterscheiden: jene des „Besuchs“, der „Klage“ und der „Kundenschaft“.

- Eine Motivationslage des „Besuchs“ bezeichnet, dass für Klientinnen kein veränderungsbedürftiges Problem besteht. Der Zugang zur Therapie gründet in der Regel in einer Empfehlung oder Therapieauflage seitens wichtiger sozialer Anderer.
- Eine Motivationslage der „Klage“ umschreibt, dass „... der Klient zwar ein Anliegen formuliert, aber meint, selbst nur wenig zum therapeutischen Prozess beitragen zu können. Er sieht sich selbst nicht als Teil der Lösung oder fühlt sich nicht angesprochen, sich um eine Problemlösung zu bemühen“ (Brandl-Nebehay, 1995, S. 156).
- Eine Motivationslage der „Kundenschaft“ liegt vor, wenn für Klientinnen sowohl ein im eigenen Einfluss stehendes Problem als auch ein Ziel besteht bzw. entwickelbar ist.

Für jede dieser Motivlagen empfehlen sich jeweils unterschiedliche Formen therapeutischer Kooperationsangebote (deShazer, 1992b, S. 105). Therapeutinnen sollen Klientinnen im Kontext von „Besuch“ mit Zugewandtheit, Interesse und Anteilnahme begegnen und sie in dem bestärken, was gelingt oder was als Ausdruck der Ressourcen von Klientinnen gewertet werden kann: „Da keine Beschwerde vorliegt, die behandelt werden kann, kann die Therapie nicht beginnen, [...] und es wäre deshalb ein Fehler, würde der Therapeut zu intervenieren versuchen, auch wenn das Problem für einen Beobachter offenkundig ist. Es muss damit gerechnet werden, dass solche „Besucher“ jede Intervention zurückweisen. Wenn dem Therapeuten der Fehler unterläuft, nicht zu erkennen, dass es sich um Besucher handelt, entsteht in so einem Fall eine klassische ‚widerständige‘ Beziehung zwischen ihm und den übrigen Anwesenden“ (deShazer, 1992b, S. 104). Im Kontext von „Klage“ sollten Therapeutinnen die Problemlage ihrer Klientinnen würdigen, wobei sie versuchen können, eine von Klientinnen beeinflussbare Problemkonstruktion anzuregen.

Eine verwandte Differenzierung des Territoriums „Therapiemotivation“ findet sich bei Prochaska et al. (1992). Hierbei werden *motivational states* der „Präkontemplation“, der „Kontemplation“, des „Entscheidens“, des „Handelns“ und der „Aufrechterhaltung“ unterschieden.

- In der Phase der Präkontemplation stellen Klientinnen keine Verbindung zwischen einem Problem und ihrem Beitrag zu seiner Entstehung oder Aufrechterhaltung her: „Weil sie nicht davon ausgehen, dass sie ein Problem haben, sehen diese Klientinnen in der Regel keine Notwendigkeit, in ein Arbeitsbündnis mit einer professionellen Helferin einzusteigen oder daran teilzunehmen“ (Hubble et al., 2001b, S. 298). Klientinnen bedürfen in diesem Zustand des respektvollen Zuhörens und des Bemühens von Therapeutinnen, sich ihrer Wirklichkeitssicht anzuschließen: „Aufgabe der Therapeuten [ist es], ein Klima zu schaffen, in dem die Klienten die Vorteile einer Veränderung in Betracht ziehen, explorieren und abschätzen können“ (Hubble et al., 2001b, S. 298).
- Eine Motivlage der Kontemplation ist dadurch charakterisiert, dass Klientinnen Veränderung als notwendig anerkennen und erste Visionen eines Zieles entwickeln, dies aber gegen den Preis und Aufwand von Veränderung aufrechnen. Ihre Motivlage zeichnet sich durch Ambivalenz und Unsicherheit aus. Therapeutinnen sollen hier einen Rahmen bereitstellen, innerhalb dessen Klientinnen Veränderungen vorsichtig in Betracht ziehen können, ohne den Druck oder die Notwendigkeit problemverändernden Handelns spüren zu müssen. Kontemplation verweist auf das Wahren einer veränderungsneutralen therapeutischen Position: Das Therapiesystem passt sich diesem

Stadium der Veränderungsbereitschaft an, indem es Vor- und Nachteile von Veränderung gleichermaßen bedenkt, indem es darüber reflektiert, welches Ausmaß an Veränderung gegenüber welchem Ausmaß an Bewahrung angemessen wäre, indem es abwägt, wann ein richtiger Zeitpunkt für Veränderung gegeben wäre bzw. welche Bedingungen hierfür erfüllt sein müssten: „Die Klienten werden gebeten, sorgfältig alle Risiken zu bedenken, die mit einer Verbesserung einhergehen könnten. Indem sie diese sehr konservative Position gegenüber Fortschritt einnehmen, verschaffen Therapeuten den Klienten eine Gelegenheit, die Risiken zu erforschen und zum Ausdruck zu bringen, die mit Veränderung verbunden sind" (Hubble et al., 2001b, S. 300).
- Im Prozess des Entscheidens beginnen Klientinnen, Ziele und Veränderungsstrategien näher zu identifizieren. Diese Motivlage lässt sich auch als Phase der „Vorsätze" denken. Klientinnen realisieren gedankliche Probehandlungen und evaluieren deren Auswirkungen. Therapeutinnen sollen in diesem Zusammenhang eine deutlich aktivere Position einnehmen: Sie sollten Klientinnen dabei unterstützen, Ziele zu präzisieren, Veränderungsstrategien zu entwickeln und zu evaluieren sowie mit Veränderung assoziierte Ressourcen zu fokussieren.
- Im Handlungsstadium verwirklichen Klientinnen die von ihnen gewünschten Veränderungen. Therapeutinnen tragen hierzu in hilfreicher Weise bei, wenn sie als anteilnehmende Zeuginnen der Veränderungsprozesse ihrer Klientinnen fungieren bzw. sie dabei unterstützen, ihre Problemlösungsstrategien zu modifizieren und feiner abzustimmen.
- Im Rahmen einer Motivlage der Aufrechterhaltung steht die Konsolidierung erreichter Veränderungen im Zentrum des Therapiedialoges. Therapeutinnen passen ihr Intervenieren diesem Stadium an, wenn sie Kontexte, Möglichkeiten und Strategien der Aufrechterhaltung von Lösungen fokussieren und mögliche destabilisierende Lebensereignisse oder -kontexte wie auch destabilisierende Strategien von Klientinnen vorwegnehmen, „Vorfälle" von „Rückfällen" unterscheiden und in diesen Zusammenhängen präventive oder restabilisierende Strategien von Klientinnen erkunden.

Die hier genannten Phasen des therapeutischen Engagements und der Veränderungsbereitschaft können mit einem Fragebogen erfasst werden (URICA: University of Rhode Island Change Assessment, McConnaughy et al., 1983), der die Motivationsstufen precontemplation, contemplation, action und maintenance abfragt. Dieser Fragebogen liegt auch in einer Deutschen Langversion (Heidenreich et al., 2003) und seit neuestem auch in einer Kurzversion vor (Mander et al., 2012).

Anknüpfend an die dargestellten Modelle lassen sich vier Sinnfunktionen von Therapie unterscheiden (vgl. Abb. 11). Therapie kann eine Sinnfunktion von „Zeugenschaft", eine der „Klärung", eine der „Anregung von Veränderung" wie auch eine der „Aussöhnung" erfüllen:
- Einzeltherapie verwirklicht die Sinnfunktion der „Zeugenschaft" und Entlastung, wenn sie Klientinnen Raum für das Erzählen ihrer Not eröffnet. Dieser Raum ist im guten Fall durch ein hohes Maß an therapeutischer Empathie und Wertschätzung gekennzeichnet.
- Eine Sinnfunktion der „Klärung" wird realisiert, wenn vermittels des Therapiedialogs die Bedeutung eines Problems und seine Zusammenhänge klarer und verständlicher werden.

- Einzeltherapie realisiert eine Sinnfunktion der „Anregung von Veränderung“, wenn sie Klientinnen dabei unterstützt, problemassoziiertes Fühlen, Denken und Verhalten zu unterbrechen und mit Lösung assoziierte Potenziale zu aktivieren und einzuüben.
- Eine Sinnfunktion der „Aussöhnung“ wird dann realisiert, wenn das Therapiesystem die Möglichkeiten von Klientinnen stärkt, nicht beeinflussbares Leid bzw. Restriktionen ihres Lebens anzuerkennen und in ihre Lebensgeschichte zu integrieren.

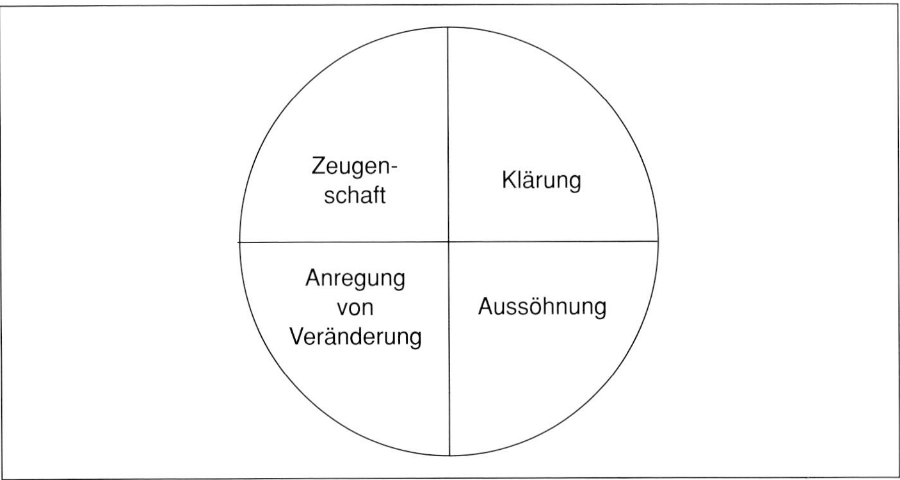

Abbildung 11: Vier Formen des Therapieauftrags

In den meisten Fällen deckt Einzeltherapie mehr als eine dieser Sinnfunktionen ab. Eine Passung zwischen dem impliziten oder expliziten Auftrag von Klientinnen und dem therapeutischen Handlungsangebot stellt eine hohe Kooperation des Therapiesystems sicher.

3 Folgegespräche

3.1 Die Prozessarchitektur therapeutischer Folgegespräche

Eine der bewegendsten Balladen, die ich kenne – „The lonesome Death of Hattie Carroll" –, stammt aus der Feder Bob Dylans[15]. Der Song lebt nicht nur von der Eindringlichkeit der erzählten Geschichte, sondern auch von einer zornigen Zeile, die jede Strophe beschließt:

... But you who philosophize disgrace
and criticize all fears
Take the rag away from your face
Now ain't the time for your tears.

Folk-Balladen wie „The Lonesome Death of Hattie Carroll" sind gesungene Narrative. Sie stehen in der Nachfolge all jener Balladen, die durch englische, irische, italienische und andere Migrantinnen von der Alten in die Neue Welt mitgeführt wurden[16]. Folk-Balladen kreisen rund um gesellschaftliche, geschichtliche und politische Themen, aber auch rund um Alltägliches und Persönliches. „The Lonesome Death of Hattie Carroll" zählt zum Genre der Verbrecher-Balladen.

Wie gute Therapien bergen Balladen eine hoch strukturierte Form – einen Erzählanfang und ein Erzählende, einen konsistenten Erzählbogen, einen zentralen Protagonisten, ein umgrenztes Erzählmotiv. Gleicht das Erstgespräch der ersten Strophe eines Songs, so sind therapeutische Folgegespräche der zweiten, dritten, vierten usw. Strophe vergleichbar. In jeder Strophe bzw. in jeder weiteren Therapiestunde werden Aspekte und Zusammenhänge des zentralen Erzählmotivs tiefer ausgelotet und Schritt für Schritt alternative Themen ausgelotet. Jedes weitere Therapiegespräch bietet Raum für die (Re-)Konstruktion und Bahnung von Lösungswirklichkeit.

Folgegespräche beinhalten eine Phase des Anschlusses und der Retrospektion, eine Klärung des Stundenthemas und -ziels, eine Phase der Problemaktualisierung, eine Phase des Problem-Lösungs-Übergangs, eine Phase der Lösungsaktualisierung sowie den Stundenabschluss (vgl. Abb. 12).

15 Dylan veröffentlichte das Lied 1964 auf seinem Album *„The Times they are a-changin'"*. Es handelt von der Ermordung der 51-jährigen schwarzen Serviererin Hattie Carroll durch einen reichen weißen Farmer, der für dieses Verbrechen nur sechs Monate im Bezirksgefängnis verbringen musste. Die Geringfügigkeit des Urteils wie auch das Verbrechen selbst stand in unmittelbarem Zusammenhang mit dem rassistischen Klima in Amerika zu Beginn der 1960er Jahre. In Maryland gab es eine strikte Rassentrennung in Restaurants, Kirchen, Schulen und an anderen öffentlichen Orten.

16 In England und Schottland waren bereits früh Balladen rund um die kriegerischen Auseinandersetzungen dieser beiden Königreiche in Form von *border ballads* entstanden. Irische Balladen kreisten ab dem 17. Jahrhundert um Themen wie Krieg und Widerstand gegen englische Besatzung, Hungersnot, Emigration oder andere geschichtliche Ereignisse.

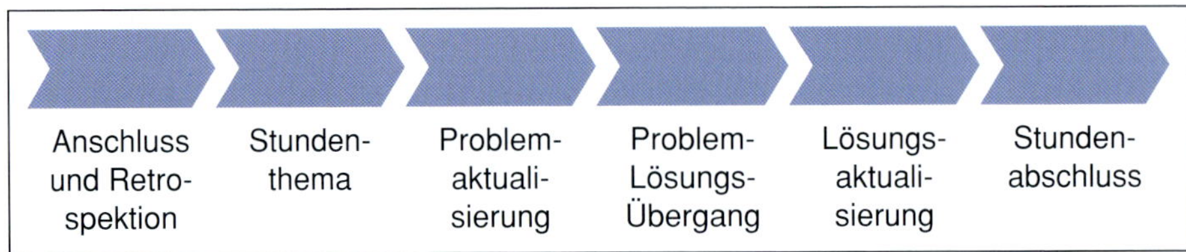

Abbildung 12: Die Architektur von Folgegesprächen

Therapeutische Folgegespräche beginnen mit einer Klärung des aktuellen Befindens und einer Erkundung von relevanten zwischenzeitlichen Erfahrungen und Veränderungen von Klienten. In diesem Zusammenhang werden Auswirkungen des letzten Therapiegesprächs, nachträglich aufgetretene Gedanken, Bilder, Gefühle, Einsichten und Fragen wie auch zwischenzeitliche Entwicklungen reflektiert. Diese erste Phase dient auch einem Erfassen und Bezeugen möglicher *sudden changes*. In vielen Therapien treten spontane Verbesserungen und Symptomveränderungen auf: „Es handelt sich offenbar um ein sehr universelles und robustes Phänomen, das in deutlichem Kontrast zu klassischen Vorstellungen einer kontinuierlichen und stetigen Veränderung steht [...]. Diskontinuierliche Verlaufsmuster scheinen die Regel und nicht die Ausnahme zu sein, wobei spontane, substanzielle Verbesserungen häufig bereits früh im Verlauf eintreten und charakteristisch für langfristige positive Entwicklungen sind“ (Schiepek et al., 2013a, S. 17).

Im Sinne eines umfassenden Prozessmonitoring werden in dieser Anfangsphase zudem Erfahrungen mit einer eventuell mitgegebenen Empfehlung erkundet. In diesem Zusammenhang kann das von Schiepek entwickelte Synergetische Navigationssystem (SNS) eine wesentliche Unterstützung bieten (Schiepek & Aichhorn, 2013; Schiepek et al., 2011). Mit Hilfe des SNS werden Klienten in die Evaluierung des Therapieprozesses mit einbezogen. Dies fördert die Entwicklung der therapeutischen Kooperation und ermöglicht Klienten, den Therapieprozess aktiv mitzugestalten und mitzusteuern. Dies wiederum birgt positive Auswirkungen auf die Therapiemotivation, das Selbstwirksamkeitserleben und das Selbstwertgefühl von Klienten.

In einem nächsten Schritt legen Klient und Therapeut in einem sukzessiven Klärungs- und Eingrenzungsprozess das Thema des Therapiedialogs fest. Dieses Thema soll der im Erstgespräch festgelegten Sinngrenze der Therapie entsprechen, es soll affektiv bedeutsam sein und zumindest partiell dem Einfluss des Klienten unterliegen. Zudem werden mit diesem Thema verbundene (Veränderungs-)Erwartungen und Zielvorstellungen erkundet. Die Eingrenzung des Stundenthemas und des damit verbundenen Stundenziels kreiert jene Leitdifferenz, welche im weiteren Verlauf die Kommunikation von Klient und Therapeut lenkt.

In weiterer Folge wird dieses Stundenthema konkretisiert, um eine dosierte Problemaktualisierung anzuregen. Die Problemaktualisierung umfasst sowohl Vorgänge der Problemassoziation wie der Poblemdissoziation. Der Klient wird gebeten, rund um das Thema gegebene Erfahrungen zu konkretisieren und zu veranschaulichen und in ihrer (affektiven) Bedeutung auszuloten. An diese Problemassoziation schließen Vorgänge der Problemdissoziation an, in deren Rahmen der Klient (inneren) Abstand zu beschriebenen Erfahrungen und damit verbundenen Gefühlen und Sichtweisen gewinnt.

In der Phase des Problem-Lösungs-Übergangs sucht das Therapiesystem lösungsbezogene Unterschiede einzuführen. Die daran anknüpfende „Lösungsaktualisierung" realisiert sich als Verdichtung eingeführter Unterschiede, etwa in Form der Skulpturierung einer Lösungsvorstellung, in der Darstellung von Lösungswirklichkeit auf dem Systembrett, im Kreieren und Anreichern einer Lösungsmetapher.

Der Stundenabschluss umfasst die Evaluierung des Therapiegesprächs durch den Klienten sowie den abschließenden Kommentar des Therapeuten, der zumeist in die Formulierung einer therapeutischen Empfehlung mündet. Diese Empfehlung dient der Vertiefung und Sicherung der im Verlauf des Therapiedialogs angeregten Unterschiede und deren Transfer in den gelebten Alltag von Klienten.

3.2 Die Sinngrenze von Folgegesprächen

Im Kontext langsamer systemischer Einzeltherapie richten sich Folgegespräche nach der Maxime „Ein Fokus/Ein Unterschied pro Therapiesitzung." (Grossmann, 2009, S. 147). Diese Begrenzung entspricht der Forderung Grawes, dass jedwede Problemaktivierung bzw. Problembearbeitung innerhalb einer Therapiestunde zu einem Veränderungsschritt vorangetrieben werden und in eine konkrete Bewältigungs- oder zumindest Klärungserfahrung münden sollte (Grawe, 2004, S. 438).

Welche Foki sollen Gegenstand therapeutischer Folgegespräche sein? Vor dem Hintergrund der rekursiven Vernetzung all jener (im Erstgespräch und in den weiteren Gesprächen) erhobenen Systemfaktoren oder -elemente, in welche Leidens- wie Lösungszustände von Klienten eingebettet sind, stellt jedes Element einen möglichen Ausgangspunkt therapeutischer Veränderung dar. Therapie kann (und soll) die Fülle möglicher Themen und Leitdifferenzen nicht auf einmal bewältigen. Sie bedarf der Langsamkeit des Nacheinander: „Gerade die Bearbeitung eines umfassenden Krankheitsgeschehens, also eines in besonderer Weise vernetzten bio-psycho-sozialen Systems erfordert die Eingrenzung auf umschriebene Bereiche" (Schiepek, 1999, S. 326).

Aus der Perspektive therapeutischer Wirkforschung ist es gleichermaßen möglich und hilfreich, „... zuerst über die eigenen Probleme nach[zu]denken, sie mental [zu] untersuchen und anschließend Hypothesen [zu] formulieren, um sie verhaltensmäßig zu erproben. Sich zu verhalten, liefert neue Erfahrungen, die dann auf korrigierende Weise als Feedback einfließen, um Problemverständnis und Strategien zu verändern. Man kann aber auch auf erfahrungsmäßige Weise den Kreislauf betreten, indem man auf innere Erfahrung fokussiert und sie in Worte zu fassen versucht, was zum Nachdenken und Wahrnehmungswechsel führt. Dies kann ein verhaltensmäßiges Experimentieren nach sich ziehen, wodurch neue Erfahrungen entstehen, die wiederum als Feedback in den Kreislauf eingehen. Oder man kann damit beginnen, zuerst das Verhalten zu verändern. Dies bringt neue Erfahrungen hervor, die wiederum zu Verhaltensänderungen und neuen Einsichten führen können" (Tallman & Bohart, 2001, S. 112).

Die Entscheidung für ein mögliches Stundenthema bzw. eine spezifische Leitdifferenz im Kontext einer Therapiestunde gründet in vier Kriterien – jenem der Gewährleistung der existentiellen Sicherheit von Klienten und sozialen Anderen, jenem der aktuellen Stabilisierung, jenem der affektiven Relevanz eines Stundenthemas sowie jenem der Aufrechterhaltung der therapeutischen Kooperation. Die Reihenfolge dieser Kriterien begründet, welchem Thema bzw. welcher Leitdifferenz in einem therapeutischen Folgegespräch Vorrang zukommt.

3.2.1 Das Kriterium der Gewährleistung der existenziellen Sicherheit

Im Kontext von Selbst- oder Fremdgefährdung ist das Überleben von Klienten – ihre existenzielle Sicherheit und Integrität – wie auch die Sicherheit bzw. die psychische wie körperliche Unversehrtheit sozialer Anderer die wichtigste Themenstellung. Die Thematisierung von möglichem suizidalem, parasuizidalem oder fremdgefährdendem Verhalten hat daher erste Priorität (Bohus, 1996, S. 162). Dieses Kriterium betrifft auch einen möglichen oder bereits gegebenen Verlust existentieller Lebensgrundlagen in Folge von Delogierung oder finanzieller Mittellosigkeit. Therapie ist in diesem Zusammenhang auf die Zusammenarbeit mit anderen Formen sozialer oder medizinischer Hilfe für Klienten angewiesen.

3.2.2 Das Kriterium der aktuellen Stabilisierung in der Gegenwart

Die Stabilisierung von Klienten in der Gegenwart hat Vorrang gegenüber einer Bearbeitung biografischer Themen.

Ein junger Mann kam in hoher Anspannung zu einem Therapiegespräch, nachdem er sich in seinem Arbeitsumfeld einer Situation ausgesetzt sah, die er als „Mobbing" beschrieb. Ich bat ihn, mir seine Erfahrung zu beschreiben: Er hatte im Kontext seiner Arbeit versucht, gegebene Missstände aufzuzeigen. Nachdem er bei seinen Kollegen und seinem Chef kein Gehör gefunden hatte, hatte er sich an einen übergeordneten Vorgesetzten gewendet. Für den auf die Therapiestunde folgenden Tag war nun eine Besprechung anberaumt, die ihn seit der Bekanntgabe des Termins unablässig beschäftigte und bei der er „durchzudrehen" befürchtete. Er hatte die letzten Tage kaum geschlafen, viel getrunken und war die in den bisher erfolgten Gesprächen mit seinem Vorgesetzten wie Kollegen erlittenen Kränkungen immer wieder durchgegangen. Zudem imaginierte er beständig einen negativen Ausgang der angesetzten Aussprache. Er pendelte zwischen Wut, Verzweiflung und intensiver Angst. Die Versuchung, seine erlebte Spannung durch aggressives oder auch selbstzerstörerisches Ausagieren zu mildern war extrem hoch.

Wir redeten über alternative Möglichkeiten der Spannungsreduktion, die ihm offen standen – keine der früher in seinem Leben benutzten Alternativen schien ihm anwendbar. So führte unser Dialog zur Konstruktion eines „Notausgangs": Er beschloss, aufgrund seiner Erschöpfung und seines „Ausnahmezustands" in Krankenstand zu gehen und an der für den nächsten Tag geplanten Aussprache nicht teilzunehmen.

Das Reden über diesen Notausgang führte zu einer unmittelbaren Veränderung seines Befindens. So überlegten wir gemeinsam, wie er seinen Krankenstand für seine körperliche wie seelische Regeneration würde nützen können. Welche Form der Selbstfürsorge könnte ihm hierbei hilfreich sein? Welche Personen aus seinem Umfeld konnten ihn dabei unterstützen? Wie konnte er seinen wie automatisiert ablaufenden inneren Film – sein Katastrophieren – stoppen und seine Aufmerksamkeit auf für ihn Förderliches und Nährendes lenken? Unsere Erkundungen führten schließlich zu einer Erinnerung daran, was ihn in früheren Krisensituationen unterstützt hatte: das Niederschreiben all seiner Gefühle, was ihm helfen könnte, Abstand zu gewinnen.

Die von dem Klienten beschriebene Bewältigungsstrategie des „expressiven Schreibens" erinnerte mich an jene von Bob Dylan im Kontext einer seiner Lebenskrisen, die er in dem Song „Don't think twice, it's allright" beschrieb:

It ain't no use in turnin' on your light, babe
That light I never knowed
An' it ain't no use in turnin' on your light, babe
I'm on the dark side of the road …

I'm on the dark side of the road: In dem Song verarbeitete Dylan eine tiefe persönliche Enttäuschung. „Das einzige, was ein wenig half: Er schrieb Songs gegen seine übermächtigen Gefühle" (Blumenstein, 1995, S. 100).

Die Vorrangstellung der Gegenwart ist insbesondere dort von Bedeutung, wo bio-psycho-soziale Leidenszustände durch traumatische Erfahrungen mit bedingt sind. Sie entspricht dem Vier-Phasen-Modell des traumatherapeutischen Vorgehens nach Philips und Frederick (2003): Erst wenn Therapeuten nach einer Phase der gegenwartsbezogenen Stabilisierung *(safety and stabilization)* Zugang zu mit einem Symptom assoziierten traumatischen Erfahrungen *(accessing)* gewinnen, ist eine Bearbeitung der traumatischen Erfahrung *(resolving and restabilization)* sowie eine Integration der traumatischen Erfahrung bzw. die Ausbildung einer besser integrierten Identität *(integration and identity)* indiziert. Treten in einer späteren Phase der Therapie Störungen oder Rückschritte auf, erfordert dies eine Rückkehr zum Allerwichtigsten der Therapie: der gegenwartsbezogenen Stabilisierung des Klienten. Bei schwer und komplex traumatisierten Klienten, die in wenig stabile äußere Lebensumstände eingebettet sind, ist das Erreichen von Alltagsstabilität häufig die einzige Zielsetzung.

3.2.3 Das Kriterium der affektiven Relevanz

Therapie sollte sich jenem Thema bzw. jener Leitdifferenz zuwenden, welches/welche für den Klienten zu einem gegebenen Therapietermin mit hohem Leidensdruck und mit vorrangiger Veränderungsmotivation und Zielorientierung verbunden ist. In dem meisten Fällen bilden das Symptommanagement, die Symptomreduktion sowie interaktionelle Problemstellungen die vorrangigen Therapiethemen. Gemäß einer Studie zur Gewichtung von Therapiezielen durch Grosse Holtforth (2001) stehen für 59 Prozent aller Klienten Problembewältigung und Symptomreduktion und für 75 Prozent interaktionelle Ziele im Mittelpunkt einer Therapie. Andere, weniger unmittelbare Ziele von Therapie, etwa jene der Orientierung und Sinnfindung oder der Entwicklung von Selbstwert, werden von Klienten wesentlich seltener angegeben.

3.2.4 Das Kriterium der Kooperation

Hilfreiche Psychotherapie verwirklicht sich nur im Rahmen therapeutischer Kooperation. Therapeuten können nur bei jenen Thematiken Übergänge anregen, bei welchen Kooperation von Klienten gegeben oder diese herstellbar ist.

3.3 Verwandlungen

Eine Klientin, die unter einer Zwangsstörung und einer Sozialphobie litt, thematisierte in einem Therapiegespräch ihre Angst bei der Benützung öffentlicher Verkehrsmittel. Sie erzählte, dass sich ihre ängstliche Anspannung in ihrer unruhigen und stockenden Atmung, in ihrem erhöhten Gefühl der Ängstlichkeit und ihrem erhöhten Muskeltonus zeigte. Sie beschrieb, dass sie diese Angst durch eine „Beschäftigungstherapie", durch Lesen und das Lösen von Rätseln in Schach hielt: Sie lenkte ihre Aufmerksamkeit auf anderes, zuweilen so intensiv, dass sie die Ausstiegsstelle aus dem Bus oder der U-Bahn vergaß.

Ich anerkannte ihre Lösungsstrategie; ich würdigte, dass sie es immer wieder von Neuem schaffte, ihrer Angst Widerstand zu leisten und dass es ihr gelang, nicht auf eine nahe liegende andere Strategie – jene der Vermeidung der Nutzung öffentlicher Verkehrsmittel – zurückzugreifen. Ihre Konfrontation mit der ängstigenden Situation zeigte ihren Mut und ihre Stärke.

In Zusammenhang mit dieser Thematik war es ihr Wunsch, über die Wurzeln ihrer Angst zu reden. Sie hatte als junge Frau Psychologie studiert, war belesen und sehr therapieerfahren, und sie vermutete einen sexuellen Konflikt als Hintergrund ihrer Problematik. Mein Vorschlag war ein auf ihren Wunsch abgestimmtes Vorgehen, das sie und mich – so die Begründung – möglicherweise zu erweiterten Informationen über die Wurzeln ihrer Angst führen könnte: jenes des „Gesprächs mit dem externalisierten Problem". Ich bat sie, die von ihr als „Phobie" benannte Erfahrung auf einem Stuhl zu externalisieren und multimodal anzureichern. Sie imaginierte sie als etwa dreißig Zentimeter große Buchrolle, pergamentfarben, mit einer hohen, schrillen Stimme ausgestattet. Sie war einverstanden, der Phobie ihre Stimme zu leihen, damit ich sie befragen konnte.

Seit wann kannten die Phobie und die Klientin einander? Ihre Beziehung – so die Phobie – reiche bis in die früheste Kindheit zurück. Bereits als die Klientin drei Jahre alt gewesen sei, habe sie ihr Leben dominiert – in Form der Angst vor Erwachsenen, in Form von Schüchternheit im Kindergarten wie auch später in der Schule. Sie sei aber zugleich eine Wächterin in Bezug auf die Klientin gewesen, denn zu jener Zeit habe ein Sexualstraftäter in ihrem Wohnbezirk sein Unwesen getrieben. Der Preis der phobischen Vorherrschaft im Leben der Klientin habe freilich darin bestanden, dass sie isoliert und einsam gewesen sei. Erst mit dem Wechsel der Klientin in die Oberstufe der Mittelschule bzw. mit dem Studium habe sich die Vorherrschaft der Phobie über die Klientin gelockert. Seit einigen Jahren – seit der Frühpensionierung der Klientin – habe sie diese aber wieder stärker im Griff. Ihren gegenwärtigen Einfluss – so die Phobie auf mein Nachfragen hin – schätze sie auf einer 10-stufigen Skala bei 7 bis 8 ein. Ich befragte sie danach, was sie gegenwärtig für die Klientin leiste. Sie sei – so die Phobie – nach wie vor ihre Wächterin: sie helfe der Klientin, „unsichtbar" zu werden und minimiere so das Risiko, angebettelt oder von Männern „angemacht" zu werden. Wie genau sorge sie als Wächterin für diesen Schutz? Sie veranlasse die Klientin, in der Öffentlichkeit die Schultern hochzuziehen, den Kopf einzuziehen, eine Tasche oder einen sonstigen

Gegenstand vor ihre Brust zu halten; zudem lenke sie ihren Blick nach unten. In öffentlichen Verkehrsmitteln sitze sie gleichsam neben der Klientin und instruiere sie.

An dieser Stelle unseres Gesprächs merkte ich an, dass es zuweilen so sei, dass jemand, der uns von Kindheit an kenne, in uns nicht so sehr die gegenwärtige bzw. erwachsene Persönlichkeit wahrnehme, sondern das kleine Kind, das wir einmal gewesen wären. So jemand könne unter Umständen „vergessen", dass der nun erwachsene Mensch kraft seiner Lebenserfahrungen über all jene Fähigkeiten verfüge, die er brauche, um gut durchs Leben zu kommen und sich vor Bedrohung und Übergriffen schützen zu können. Möglichweise würde dieser Fehler auch ihr unterlaufen, möglicherweise würde sie die Klientin unterschätzen. An dieser Stelle führte ich einige Beispiele von Selbstbehauptung und erfolgreicher Abgrenzung an, die sich aus den Erzählungen der Klientin in den vorausgegangenen Therapiegesprächen ergaben. Nach längerer Abwägung stimmte die Phobie dieser Vermutung zu. So wendete sich unser Gespräch der Frage zu, ob es nach wie vor erforderlich sei, dass sie in öffentlichen Verkehrsmitteln den Platz direkt neben der Klientin einnahm. Die Phobie verneinte: Der Klientin sei zuzutrauen, dass sie sich ihrer Haut zu wehren wisse. Sie könne durchaus auch in einem weiter entfernten U-Bahn- oder Straßenbahnabteil Platz nehmen, solange sie in Ruf- und Sichtweite der Klientin bliebe.

Nach der Therapiestunde fiel mir ein Song ein, der zur Erzählung der Klientin bzw. ihrem Sich-Verbergen gepasst hätte – „Dear Prudence" von Lennon und McCartney[17].

Gute Songs sind einfach und klar strukturiert. Dieses Merkmal teilen sie mit guter Therapie. Gute Therapie ist einfach in ihrer „Logik", in ihrer Zielsetzung, in ihrem Aufbau. Viele Songs folgen einem Drei-Schritte-Schema, das auch die Prozessdramaturgie der Kernphase von Folgegesprächen prägt: Sie haben in einer ersten Strophe eine Problemaktualisierung (bestehend aus sowohl dosierter Problemassoziation wie -dissoziation), in der zweiten Strophe einen Problem-Lösungs-Übergang und in der dritten Strophe eine Lösungsaktualisierung zum Inhalt.

Therapeutische Folgegespräche gleichen dem Wandern durch eine Hügellandschaft: Sie umfassen ein „Set-up" in Form der Retrospektion und der Eingrenzung des Sinnthemas, eine Kernphase der „Intervention" und ein „Follow-Through" in Form des Stundenabschlusses (Zeig, 2002). Die Kernphase der „Intervention" beinhaltet ihrerseits drei Schritte (vgl. Abb. 13): jene der Problemaktualisierung, des Problem-Lösungs-Übergangs und der Lösungsaktualisierung.

Im Kontext von Problemaktualisierung entspricht die dosierte Problemassoziation dem Eintauchen in ein problemassoziiertes Potenzialtal und die schrittweise Problemdissoziation dem Überwinden der Talsohle. Beim Problem-Lösungs-Übergang „überschreitet" das Therapiesystem die zwischen dem problem- und lösungsassoziierten Potenzialtal

17 Der Song bezieht sich auf eine junge Frau mit dem Vornamen Prudence, welche die Beatles 1968 während eines zweimonatigen Kurses für Transzendentale Meditation bei dem Maharashi Mahesh Yogi in einem Camp in Indien kennenlernten. Anders als Paul, John, George und Ringo war die damals zwanzigjährige Prudence eine eifrige Schülerin – sie meditierte viele Stunden in ihrer Hütte: „Alle im Camp machten sich Sorgen. Sie hatte sich drei Wochen in ihrer Hütte eingeschlossen, sie versuchte, Gott schneller zu erreichen als alle anderen" (Lennon, zit. n. Heatley, 2010, S. 31). So saß John mit seiner Gitarre vor ihrer Tür und sang ihr den nach ihr benannten Song vor.

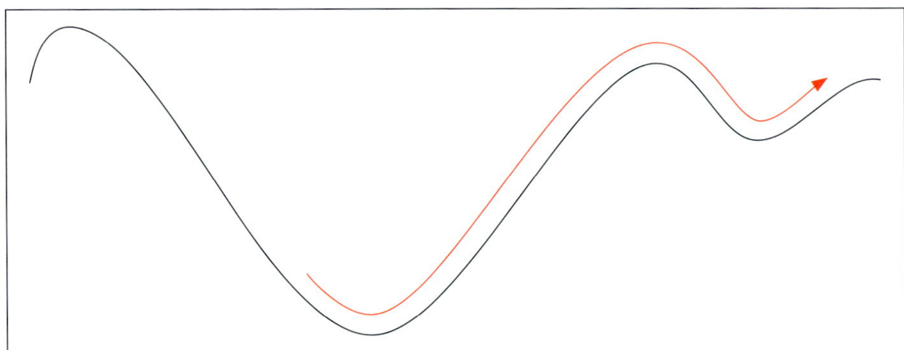

Abbildung 13: Die Kernphase der „Intervention" in Folgegesprächen: Das Therapiesystem „durchwandert" die Potenziallandschaft – es bewegt sich von einem problem- in ein lösungsverbundenes Potenzialtal.

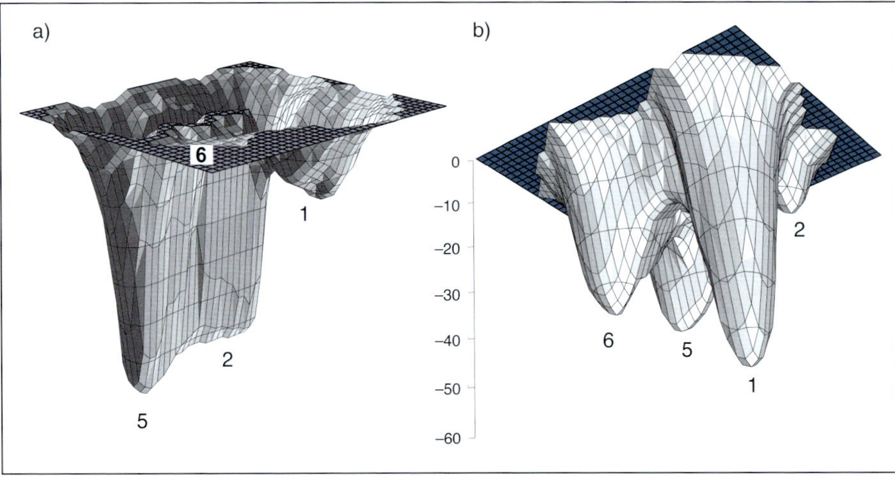

Abbildung 14: Potenzialdarstellung der Erlebniszustände (states of mind) einer Klientin. (1: „Berichtet und sucht Unterstützung", 2: „Leidet und jammert", 5: „Arbeitet therapeutisch", 6: „Selbstbewusst und aktiv"). Die zugrunde liegenden Daten wurden mit einem aufwändigen, videobasierten Kodierverfahren (Konfigurationsanalyse nach Horowitz, 1987) gewonnen (Details in Haken & Schiepek, 2006, S. 328–343). Die Dauer und Übergangshäufigkeiten zwischen den States der Klientin wurden (a) für die ersten drei Sitzungen und (b) für die letzten drei Sitzungen einer 13-stündigen lösungsorientierten Therapie in eine Potenzialdarstellung übertragen. Die Tiefe der Täler repräsentiert die Attraktionsstärke der States, die Ausprägung der Hügelkämme dazwischen die Schwierigkeit, von einem State zum anderen zu gelangen. Man erkennt eine deutliche Veränderung der Potentiallandschaft vom Beginn (links) zum Ende (rechts) der Therapie (aus Haken & Schiepek, 2006, S. 341).

liegende Hügelkuppe. Die abschließende Lösungsaktualisierung realisiert sich als Bahnung der von Klienten erwünschten Lösung bzw. als Eintiefung eines alternativen Tals[18] (vgl. Abb. 14).

3.3.1 Problemaktualisierung

Der Song „American Tune“ von Paul Simon erschien 1973 auf seinem zweitem Soloalbum „There goes Rhymin' Simon“. Er thematisiert Erfahrungen der Resignation und Beladenheit. Seine Melodie ist einem Choral von Bachs Matthäus-Passion entnommen.

Many's the time I've been mistaken
and many times confused
and I've often felt forsaken
and certainly misused ...

„American Tune“ erinnert mich jedes Mal von neuem daran, wie wichtig hinreichende Problemaktualisierung im Rahmen einer Therapie ist. Damit Klienten Problem-Lösungs-Übergänge nachhaltig vollziehen, muss ihre leidvolle Erfahrung und Geschichte gehört werden. Damit Therapie hilfreich ist, muss Leidvolles von Klienten ausgesprochen und zumindest partiell aktualisiert werden. Damit Therapie hilfreich ist, muss dieses Leid durch Therapeuten verstanden, anerkannt, bezeugt, mit- und nachvollzogen werden.

Mitteilung und Verstehen der Problemerfahrung von Klienten bilden die Basis der therapeutischen Kooperation. Sie gewährleisten, dass der Therapiedialog sich affektiv bedeutsamen Themen von Klienten widmet. Zuweilen ist es nur das verstehende Zuhören, das für Klienten jenen Unterschied macht, der einen Unterschied macht: die Tatsache, dass erzählt werden kann, dass dieses Erzählen mit Verständnis und nicht mit Abwertung oder Entwertung seitens des Zuhörers verbunden ist, dass im Verlauf des Erzählens Fragen gestellt werden, die Zusammenhänge klären – all dies kann sich als heilsam oder zumindest entlastend erweisen.

Problemaktualisierung umfasst dosierte Problemassoziation wie auch schrittweise Problemdissoziation. Dosierte Problemassoziation gewährleistet ein affektiv assoziiertes Dialogisieren des Therapiesystems. Das, wovon die Rede ist, wird im „Hier und Jetzt“ vergegenwärtigt, wird im Erzählen partiell erneut erlebt und unter Umständen symbolisierend oder handelnd partiell erneut durchlebt. Hilfreiches Erzählen in der Therapie ist ein „Erzählen in“, nicht ein „Erzählen über“. Problemassoziation ermöglicht, dass sich spätere Problem-Lösungs-Übergänge affektiv bedeutsam entfalten.

Problemassoziation „... kann handelnd oder kognitiv geschehen. Nur während ein Schema wirklich aktiviert ist, kann der gewohnte Ablauf unterbrochen und in eine neue Richtung gelenkt werden. Ob in der Therapie ein bestimmtes Schema tatsächlich aktiviert ist, erkennt man am besten daran, ob in diesem Augenblick die dem Schema entsprechenden Emotionen erlebt werden. Es kommt für eine wirksame Therapie also vor allem darauf

18 Dieses Drei-Schritt-Schema korrespondiert mit einem Verständnis von Therapie als Prozess, der sich – anknüpfend an Problemaktualisierung – aus einer „Seperationsphase“, einer Phase des Übergangs („Liminalphase“) und einer Phase der Reorganisation („Reinkorporationsphase“) zusammensetzt (vgl. Genepp, 1986; White, 2000).

an, Situationen herzustellen, in denen die problemrelevanten Schemata regulierenden Einfluss auf das Erleben und Verhalten des Patienten bekommen, um in diesem Funktionszustand in die ablaufende Aktivität des problematischen Schemas eingreifen zu können“ (Grawe et al., 1994, S. 767).

Dosierte Problemassoziation lässt sich mit der Bitte um eine möglichst konkrete Beschreibung eines Stundenthemas bzw. einer leidvollen Erfahrungssituation, durch Exemplifizierung, also durch das Vergegenwärtigen prototypischer Beispiele, durch Fragen zur affektiven Bedeutung des Problems, durch Fragen zur Musterhaftigkeit und Chronizität und durch das Erkunden jener negativen Auswirkungen, die mit dem Auftreten des Problems verbunden sind, anregen. Problemassoziation wird zudem in skulpturierenden Praktiken sowie in Praktiken des angeleiteten „Re-enactment“ (Minuchin, 1983) nahegelegt.

3.3.2 Problemdissoziation

Gleicht dosierte Problemassoziation dem partiellen Eintauchen in ein dominantes Potenzialtal, so lässt sich schrittweise Problemdissoziation einem Überwinden der Talsohle gleichsetzen: Klienten gewinnen Schritt für Schritt Abstand zu ihrer Problemerfahrung. Problemdissoziation entspricht dem generischen Prinzip der „Destabilisierung“ (Schiepek, 1999, S. 160): Sie lässt sich als Anfang jener „kritischen Instabilität“ verstehen, die der Bildung neuer Ordnungszustände vorausgeht. Vorgänge der Problemdissoziation gründen vielfach in der Selbstwirksamkeit von Klienten: Vor dem Hintergrund empathischen Verstehens beginnen Klienten in vielen Fällen im Lauf ihres Erzählens von sich aus Problemdissoziation zu realisieren. Sie beschreiben spontan Unterschiede oder Ausnahmen rund um ihre Problemerfahrung, formulieren Sehnsüchte und Ziele (Unterschiede in der Zukunft) oder wechseln in eine außenperspektivische Beschreibung gegebener Problemwirklichkeit. Therapeuten können all diesen Unterschiedsbildungen achtsam folgen, sie als bedeutsam markieren, sie bezeugen und in jenem Maß vertiefen, das für Klienten anschlussfähig und verarbeitbar ist.

Problemdissoziation zeigt sich darin, dass Klienten einen entfernteren Standpunkt bzw. eine auktoriale Erzählperspektive zu Problemerfahrungen einnehmen. Ein Problem lösen bedeutet in diesem Zusammenhang „Sich-von-einem-Problem-lösen“. Für dieses „sich Lösen“ erweisen sich neben der Aktualisierung von Empathie folgende Vorgehensweisen als hilfreich: der Einsatz mikrosprachlicher Interventionen, Normalisieren und Reframing, externalisierende Dialogpraktiken, Vorgänge des Partialisierens, ein Wechsel des Beschreibungsmediums, Dramatisieren bzw. das Nützen sogenannten Impact-Techniken und anderes.

Ein Überwinden der Talsohle kann durch mikrosprachliche Interventionen, durch ein sprachliches Verflüssigen erzählter Wirklichkeit, angeregt werden. Mikrosprachlich angeregte Problemdissoziation gründet in therapeutischen Reformulierungen, in deren Rahmen von Klienten Erzähltes in leicht abgewandelter Form wiederholt wird. In diesen Wiederholungen werden von Klienten verwendete Generalisierungen relativiert bzw. eingeschränkt, Erzähltes wird in einen expliziten, situativen und/oder sozialen Bezugskontext gestellt, Beobachter-unabhängige Aussagen werden in Aussagen umformuliert, in denen die subjektive Erzählperspektive hervorgehoben wird, Nominalisierungen werden durch Verben ersetzt, an die Stelle eines von Klienten verwendeten Indikativ tritt der Konjunktiv.

Eine einfache Form der Anregung von Problemdissoziation eröffnet sich in normalisierenden Kommentaren von Therapeuten. Normalisierung legt nahe, dass Klienten mit ihrer leidvollen Erfahrung nicht allein sind bzw. dass sie diese unter Umständen mit anderen teilen, dass ihre Problematik vor dem Hintergrund all dessen, was sie erlitten und erduldet haben, folgerichtig, verständlich und nachvollziehbar ist. Normalisierende Interventionen bergen allerdings auch die Gefahr einer „Bagatellisierung" und Entsubjektivierung der leidvollen Erfahrung von Klienten; sie bedürfen daher entsprechender Abstimmungsvorgänge.

Ebenso stellt Reframing in angemessener Dosierung eine wichtige Möglichkeit der Anregung von Problemdissoziation dar. Im Kontext von Reframing wird der gegebene Bedeutungsrahmen einer Problemerfahrung erweitert, eine zumeist ausschließlich negative Bedeutungsgebung wird mit positiven Sinnaspekten angereichert.

Ein hilfreicher Weg der Anregung von Problemdissoziation eröffnet sich in der Praktik des negativen Externalisierens. Diese realisiert sich in der Trennung einer Problemerfahrung von der Person des Klienten – „... as a linquistic separation of the problem from the personal identity of the client" (Tomm, 1989, S. 54). Problemassoziiertes Fühlen, Denken und/oder Verhalten wird hierbei als eigenständige Entität und (negatives) Gegenüber von Klienten konnotiert. In diesem Zusammenhang werden dem externalisierten Problem ausschließlich negative Eigenschaften und Absichten zugeschrieben. Diese Art der sprachlichen Konstruktion ermöglicht in der Folge ein Kartografieren und Evaluieren der Effekte eines Problems auf das Leben, die Selbstbeziehung und die sozialen Beziehungen von Klienten. In einer späteren Phase des Therapiegesprächs können „acts of resistance" von Klienten erkundet werden, mit deren Hilfe sie einschränkenden Problemerfahrungen Widerstand leisten können.

Eine weitere Möglichkeit, Problemdissoziation anzuregen, eröffnet sich in der Praktik des positiven Externalisierens im „direkten" Gespräch mit Symptomen bzw. problemassoziierten Selbstanteilen. Im Einverständnis mit Klienten können Therapeuten ein Symptom in die Therapiestunde mit einladen: Sie bitten Klienten, diesem ihre Stimme zu leihen, ihm eine äußere Gestalt zu geben und es auf einem Stuhl im Therapieraum Platz nehmen zu lassen. Das Gespräch mit einem Symptom kann sich um folgende Fragen drehen:

- Wann ist es in das Leben des Klienten getreten?
- Was hat es dazu bewogen?
- Auf welche Weise hat es seine Macht ausgebaut?
- Wie behindert und erschwert es gegenwärtig sein Leben, seinen Selbstbezug und seine sozialen Beziehungen?
- Was war seine ursprüngliche gute Absicht?
- Welche gute Absicht für den Klienten verfolgt es möglicherweise nach wie vor?
- Welche Veränderungen müsste das Symptom im Leben des Klienten beobachten, damit es in Erwägung zöge, sich daraus zurückzuziehen?

Im Kontext positiver Externalisierung erscheinen Symptome nicht nur als beeinträchtigend und limitierend, sondern als zugleich hilfreich – sie sind Schutzengel, Wächter oder Bodyguards, die über die verletzlichen Seiten von Klienten wachen, die sie mahnen oder an Wesentliches erinnern. Symptome erhalten so die Bedeutung wichtiger Warnsignale und werden als Indikatoren für Überlastung oder falsche Entscheidungen interpretiert. Sie „erinnern" Menschen daran, ihre Lebensweise zu überprüfen, Ausgelassenes zu integrieren oder ihr Leben neu zu beleben. Der Dialog mit einem Symptom mündet zumeist in ein Rekonstruieren oder Neuerfinden funktionaler Formen der Stressregulation und Selbstfürsorge.

In der Anfangsphase einer Therapie, welche die depressive Erfahrung und das damit verbundene exzessive Trinken eines als selbstständiger Künstler tätigen Klienten fokussierte, war eine Therapiesitzung den Thematiken der Bequemlichkeit und des Trinkens gewidmet. Der Klient führte beides auf die Dominanz eines „Inneren Schweinehunds" in seinem Leben zurück. Dieser „Schweinehund" – so der Klient – sei die Ursache dafür, dass er kaum arbeite und seinen Alltag auf der Couch mit Fernsehen und Trinken verbringe.

Ich schlug ihm ein „Gespräch mit dem Schweinehund" vor. Wir vereinbarten, dass er diesem seine Stimme leihen und zugleich meinem Gespräch mit ihm aufmerksam folgen würde. So bat ich ihn, diesen Schweinehund im Therapiezimmer zu imaginieren: Er beschrieb ihn als massige rosa Gestalt, die zwei Stühle in Anspruch nahm.

In unserem Gespräch wurde rasch deutlich, dass der Schweinehund nicht nur als machtvoller Verführer in Richtung Bequemlichkeit und Trinken fungierte. Er war ein prozessualer Persönlichkeitsanteil, der sich bereits früh im Leben des Klienten etabliert hatte. Ausschlaggebend dafür waren unter anderem Erfahrungen massiver Überforderung gewesen, wie die frühe Trennung der Eltern des Klienten oder die zu früh erfolgte Einschulung. Er – so der Schweinehund – habe dem Klienten bereits als kleinem Jungen klargemacht, dass Passivität und Rückzug die besten Überlebensstrategien seien. So habe er seine Macht über den Klienten im Lauf der Jahre in bestimmten Lebensphasen immer wieder ausgeweitet. Gegenwärtig – so der Schweinehund – liege sein Einfluss auf das Leben des Klienten weit über 80 Prozent.

Worin bestand seine aktuelle Funktion? Er war nicht nur eine Quelle des Leids und der Beschränkung, der sich von den mit ihm verbundenen Selbstvorwürfen des Klienten kaum beeindrucken ließ, er erwies sich zuweilen auch als Quelle von Eingebungen und Kreativität; er vermittelte dem Klienten Einsicht in die Tiefen und Abgründe des Lebens, so dass er daraus künstlerische Inspiration gewinnen konnte; er half ihm, seine „bourgoisen Tendenzen" in Schach zu halten und seine Individualität und sein künstlerisches „Grenzgängertum" zu leben; und er bewahrte ihn vor der Gefahr des Scheiterns – wer nichts zustande brachte, musste auch nicht jene Frustration bewältigen, die ein eventueller künstlerischer Misserfolg mit sich bringen könnte.

Das Erkunden dieser positiven Sinnfunktionen mündete in die Frage, unter welchen Bedingungen er bereit wäre, sich mehr aus dem Leben des Klienten zurückzuziehen bzw. seinen Einfluss auf unter 50 Prozent einzuschränken. Dies – so der „Schweinehund" – wäre dann möglich, wenn der Klient andere Quellen der Eingebung, der Einsicht sowie der Verwirklichung von künstlerischer Individualität finden und nützen würde. Vor allem aber würde dies erfordern, dass der Klient imstande wäre, Misserfolge zu bewältigen. So kamen wir auf jene Zeichen zu sprechen, an welchen der „Schweinehund" diesbezügliche Entwicklungsprozesse des Klienten registrieren würde. Das Gespräch endete mit einer Wertschätzung der Dienste, die er für den Klienten leistete und geleistet hatte.

Nach der Verabschiedung meines Gesprächspartners besprachen der Klient und ich die im Gespräch erhaltenen Informationen, insbesondere sein Angebot, sich – entsprechende Entwicklungsprozesse des Klienten vorausgesetzt – mehr aus seinem Leben zurückzuziehen.

Viele Klienten kommen in Therapie, ohne eine Unterscheidung zwischen spezifischen Problemen bzw. einzelnen prozessualen Selbstanteilen und sich als Person zu treffen: Sie attribuieren sich als Alkoholiker, als Bulimiker, als Borderliner und anderes – so als ob durch die Gleichsetzung ihres Selbst mit einer Symptomatik ihre Persönlichkeit zur Gänze definiert wäre. Partialisieren umschreibt das Einführen einer Unterscheidung: Das süchtige oder essgestörte Verhalten bezeichnet nur einen ausgewählten, in spezifischen Kontexten vorherrschenden Teil des prozessualen Selbst des Klienten, es definiert ihn nicht in seiner Individualität und Besonderheit. Problemdissoziation lässt sich mit Hilfe einer partialisierenden Sprache (in Formulierungen wie „ein Teil von Ihnen") ebenso wie mit Mitteln der Visualisierung anregen, etwa indem der Therapeut auf ein Flipchart eine die Person des Klienten repräsentierende Körpersilhouette zeichnet, in der ein „Inneres Selbst" als Kern definiert wird, um welchen unterschiedliche Kreise oder andere geometrische Figuren gruppiert werden. Einer dieser Kreis repräsentiert das Symptom (oder jenen Anteil, der dafür verantwortlich ist), während die weiteren Kreise andere Selbstanteile (etwa Ressourcen oder alternative Fühl-Denk-Verhaltensmuster) darstellen (vgl. Abb. 15).

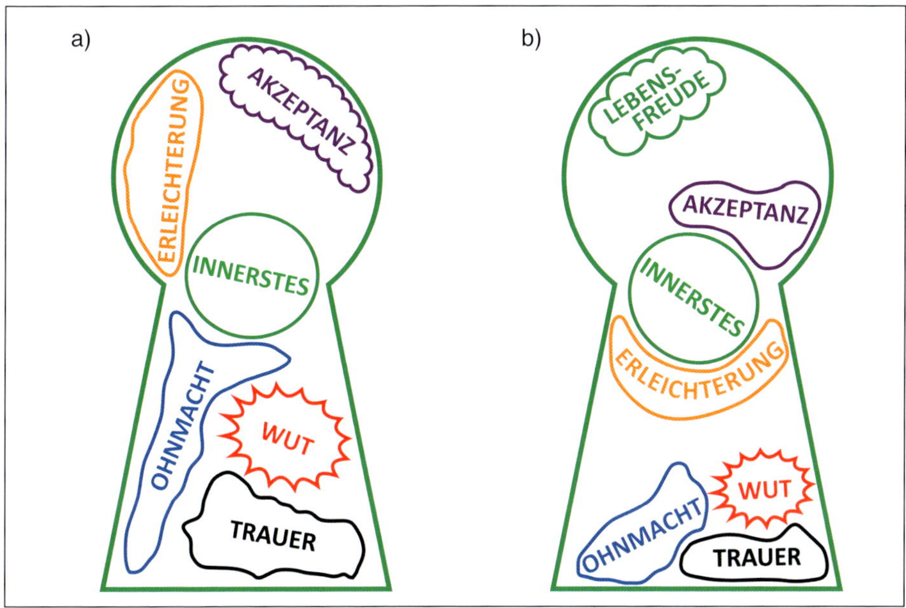

Abbildung 15: Gefühlslandschaften: (a) zeigt die von einem Klienten gezeichnete Gefühlslandschaft nach einer überraschenden Trennungserfahrung; (b) zeigt die in der gleichen Therapiestunde gezeichnete Gefühlslandschaft nach einem imaginierten „kleinen Schritt der Bewältigung"

Im Rahmen einer partialisierenden Praktik kann ein Klient gebeten werden, aus den Figuren eines Systembretts Figuren für spezifische prozessuale Selbstanteile und eine Figur für sein narratives Selbst – seinen „Inneren Wesenskern" – auszuwählen und diese Figuren so auf dem Brett zu platzieren, wie es seiner gegenwärtigen Erfahrung von sich selbst entspricht (Russinger, 2011, S. 82). Der Klient kann in einem skulpturierenden Vorgehen Stühle oder andere Gegenstände als Repräsentanten für prozessuale Selbstanteile wie auch für sein „inneres Selbst“ wählen und diese in einer seiner aktuellen Erfahrung entsprechenden Weise im Therapiezimmer anordnen. Dieses Vorgehen birgt Ähnlichkeit mit jenem der Nutzung von mehrfachen (inneren) Erzählstimmen, einer von Penn und Frankfurt (1994) entwickelten dialogischen Praxis.

Thema eines therapeutischen Folgegesprächs bildete die Schwierigkeit einer Klientin, ihr Gewicht zu reduzieren. Wir kamen überein, ihre rund um ihr Abnehmen gegebenen Ressourcen wie auch die damit verbundenen Hindernisse mit Hilfe des Systembretts zu veranschaulichen.

Die Klientin wählte je eine Figur für ihre Person und für den mit Attributen der Leichtigkeit, Beweglichkeit, der verstärkten Attraktivität und des körperlichen Wohlbefindens assoziierten Zielzustand einer erfolgreichen Gewichtsreduktion. In einem nächsten Schritt bestimmte sie jene Elemente, die sie als „Verbündete“ ihres Vorhabens betrachtete. Zu diesen zählten ihre Erinnerung an jene Zeiten, in denen es ihr gelungen war, ihr erwünschtes Gewicht zu realisieren, ihre Erinnerung an hilfreiche Strategien der Gewichtsreduktion sowie die damit assoziierten positiven Auswirkungen, die Anerkennung ihrer Freundinnen, die erweiterten Wahlmöglichkeiten hinsichtlich ihrer Kleidung und ihr Stolz auf die gelungene Umsetzung.

Dann wendete sich unser Gespräch den Hindernissen zu: Es fiel ihr schwer, mit eingeübten Essensgewohnheiten zu brechen. Und es fiel ihr schwer, sich zu Sport und Bewegung zu motivieren. Zudem wurde ihre Absicht der Gewichtsreduktion durch ein Gefühl der Erschöpfung behindert, das sich in einer Stimme des „Nicht das auch noch!“ zum Ausdruck brachte. Sie hatte den Eindruck, in ihrem privaten wie beruflichen Alltag ohnehin sehr viel bewältigen zu müssen. Das Vorhaben des Abnehmens erschien vor diesem Hintergrund als eine weitere Anforderung, die ihr Leben noch schwerer und beladener machte.

Gebeten, die gegenwärtig erlebte Konstellation durch ein Positionieren von Figuren auf dem Systembrett zu veranschaulichen, platzierte sie eine große Figur, die das Hindernis des „Nicht das auch noch!“ darstellte, nahe jener Figur, die ihr Selbst repräsentierte. Sie verstellte ihr den Blick bzw. Zugang zu der Figur, die sie für ihren Zielzustand gewählt hatte und verdeckte zugleich all jene kleineren Figuren, die ihre potenziellen Verbündeten und Ressourcen abbildeten (vgl. Abb. 16).

An dieser Stelle des Dialogs bat ich sie, das Hindernis des „Nicht das auch noch!“ explizit befragen zu bedürfen. Die Klientin sollte ihm ihre Stimme borgen, damit ich seine Bedeutung und Funktion besser verstehen konnte. In diesem Befragen wurde deutlich, dass das Hindernis zugleich als „Bodyguard“ für die Klientin fungierte. Es schützte sie davor, ihre Kräfte noch weiter zu überspannen und sich zu viel zuzumuten. Die Befragung mündete in die Erkundung, unter welchen Bedingungen die Stimme der Erschöpfung zur Seite rücken könnte, um der Klientin den Blick und Weg zu ihrem erwünschten Ziel hin zu öffnen. Es wurde deutlich, dass dies nur der Fall sein könnte, wenn die Klientin begänne, ihr Leben langsamer, ruhevoller und weniger durch hohe eigene Leistungsansprüche dominiert zu gestalten.

Nach der Therapiestunde fielen mir die Anfangszeilen von Bob Dylans „It ain't me Babe“ ein[19].

19 Der Song entstand in jener Zeit, in der Dylan zunehmend berühmt wurde und daher vermehrt mit den Ansprüchen seiner Fans konfrontiert war. Er reagierte darauf mit Abweisung: „Er nahm die Leute an wie ein Boxer, parierte Schläge und Bemerkungen und machte sich gleich wieder davon“ (Benzinger, 2006, S. 65).

Go away from my window
Leave at your own chosen speed
I'm not the one you want, babe
I'm not the one you need ...

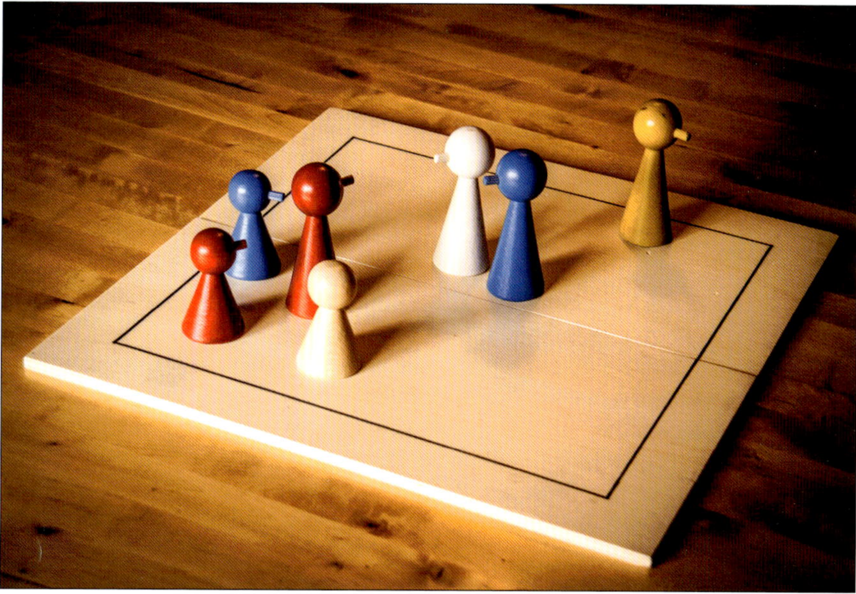

Abbildung 16: Links im Bild die Klientin (rote Figur) und ihre „Verbündeten", in der Mitte die beiden den Weg versperrenden „Hindernisse", rechts im Bild das erwünschte Ziel (gelbe Figur).

Problemdissoziation kann unter anderem durch einen Wechsel des Beschreibungsmediums angeregt werden. Unter Umständen verändert eine skalierende Beschreibung, also der Übergang von einer qualitativen zu einer quantitativen Darstellung, die Perspektive der Klienten; sie schafft zudem ein einfaches „Sprungbrett" für eine nachfolgende Erkundung vergangener, gegenwärtiger und/oder zukünftiger Unterschiede. Eine weitere Möglichkeit stellen in diesem Zusammenhang räumliche Beschreibungsformen wie Skulpturierung, Zeitlinie, Systembrett oder idiografische Systemmodellierung dar. Solche Methoden unterstützen die Einführung einer Außenperspektive. Die Zeitlinie eröffnet den Blick auf eine Zeit „vor" oder „nach" der Problemerfahrung und gewährleistet zudem, dass Klienten eine Außen- oder Metaperspektive in Bezug auf thematisierte Problemerfahrungen einnehmen.

Zu Beginn eines Folgegesprächs beschrieb eine andere Klientin eine bedeutsame positive Veränderung ihres depressiven Befindens. Thema des Gesprächs war ihr Wunsch, diese Veränderung aufrechtzuerhalten sowie einem befürchteten Rückfall vorbeugen zu können.

Was konnten mögliche Risikofaktoren sein, die ihre positive Entwicklung in Frage stellten? Die Klientin benannte und beschrieb diese. Ich bat sie, jedem dieser Risikofaktoren eine passende Figur des Systembretts zuzuordnen und sie entsprechend ihrer Bedeutung rund um eine Figur, die ihr Selbst repräsentierte, auf dem Brett zu positionieren. In einem nächsten Schritt ersuchte ich sie, all jene Ressourcen zu benennen, die ihr helfen konnten, den Weg der positiven Veränderung beizubehalten. Ich bat sie, diesen Ressourcen ihrerseits Figuren zuzuordnen und sie auf dem Systembrett so zu platzieren, dass sie die dargestellten Risikofaktoren in ihrer Wirkung neutralisieren konnten. Für diese Ressourcen wählte die Klientin Figuren in unterschiedlicher Farbe und Größe.

Eine dieser Figuren symbolisierte das abendliche innere Zwiegespräch mit verstorbenen Verwandten, die ihr nahe gestanden waren, eine andere stellte die Unterstützung durch Freundinnen dar, eine Figur stand für die Erfüllung und Anerkennung, die sie in ihrer Arbeit erlebte und eine weitere stand für Bewegung und den Aufenthalt in der Natur. In ihrer Abbildung auf dem Systembrett bildeten all diese und weitere Ressourcen einen annähernden (inneren) Kreis rund um die Figur ihres Selbst – sie schirmten sie gleichsam vor den Risikofaktoren ab.

Gleich räumlichen erweisen sich visuelle Beschreibungsmedien wie etwa Grafiken und Diagramme für die Anregung von Problemdissoziationen als hilfreich: Im Kontext eines von Tiedemann (2004) entwickelten Vorgehens können Klienten gebeten werden, problemassoziierte intrapsychische oder auch interaktionelle Ablaufmuster in chronologischer Abfolge in Form von Kreisen auf ein Flipchart aufzuzeichnen und diese Kreise jeweils mit einem Stichwort zu markieren. Der zeitliche Ablauf wird dabei durch die räumliche Platzierung der Kreise im Uhrzeigersinn wie auch durch Pfeile markiert, welche die einzelnen Kreise verbinden. Die auf diese Weise visualisierte Erzählung ermöglicht nicht nur ein Erfassen des „Zeitbogens" von Problemerfahrungen, sondern in weiterer Folge auch den Dialog über mögliche „Abzweigungen", über Unterschiede und optionale alternative Verläufe.

Problemdissoziation kann zudem durch das Kreieren einer kognitiven Rahmung für gegebene Erfahrung entstehen: So helfen sachliche Informationen über die Dynamik und Wirkung traumatischer Erfahrungen Klienten, die von einer posttraumatischen Belastungsstörung betroffen sind, ihr eigenes Fühlen, Denken und Verhalten einzuordnen und zu verstehen. Im guten Fall beinhalten diese sachlichen Informationen eine normalisierende und entstressende Wirkung. Das Schaffen von Sinn ist einer der wichtigsten Resilienzfaktoren unseres Lebens (vgl. das generische Prinzip 3): Können wir dem, was ist – auch dem Leidvollen und Belastenden – Sinn zuschreiben und es kohärent in unsere Selbstnarration einfügen, so lässt sich leichter und freundschaftlicher damit leben. Zuweilen und insbesondere im Kontext einer positiven Therapiebeziehung können auch humorvolle Übertreibung und Impact-Techniken als Mittel der Anregung von Problemdissoziation dienen (Beaulieu, 2011).

3.3.2 Problem-Lösungs-Übergänge

Problem-Lösungs-Übergänge verwirklichen sich als Übergänge von problem- zu lösungsassoziierten Affekten wie Angst, Wut, Verzweiflung zu Sicherheit, Entspannung, Freude oder Neugierde, von primär negativen zu mehr positiven Kognitionen, von dysfunktionalem zu funktionalem Coping, von negativer zu positiver Selbstreferenz, von einschränkenden zu mehr befriedigenden Beziehungsmustern und Lebensgestaltungen. Die Anregung von Problem-Lösungs-Übergängen beruht auf unterschiedlichen generischen

Prinzipien wie der Aktivierung von Kontrollparametern und Energetisierungen des Systems (Veränderungsmotivation; generisches Prinzip 4), dem Zulassen und Fördern von kritischen Instabilitäten (generisches Prinzip 5), der Synchronisation und Resonanz zwischen therapeutischem Vorgehen und der Entwicklung des Klienten (generisches Prinzip 6), sowie der produktiven Nutzung von Symmetriezuständen (generisches Prinzip 7), all dies vor dem Hintergrund von Stabilitätserfahrungen in der Therapie (generisches Prinzip 1). Es ist allerdings keineswegs so – und hier trifft sich die praktische Therapieerfahrung mit der empirischen Befundlage (Haken & Schiepek, 2006, S. 356–436) –, dass ein Problemzustand direkt in einen Lösungszustand übergehen würde (was heißt schon „Lösungszustand" im Fluss und in den Turbulenzen des wirklichen Lebens?). Vielmehr müssen wir mit komplexen und chaotischen Szenarien von Veränderungsprozessen mit Kaskaden von Ordnungsübergängen rechnen. Das sei immer mit bedacht, wenn im Folgenden und an mehreren Stellen in diesem Buch von Problem-Lösungs-Übergängen gesprochen wird.

In Folgegesprächen werden Ordnungsübergänge einerseits spontan von Klientenseite angeregt, andererseits entstehen sie vor dem Hintergrund der Lenkung der Aufmerksamkeit auf Unterschiede, auf lösungsassoziierte Erfahrungen, auf Ziele und Sehnsüchte von Klienten. In Therapien müssen Lösungen zumeist nicht neu erfunden oder konstruiert werden, sie sind in Form von verborgenen oder verschatteten Ausnahmen und Unterschieden, in Form des Unscheinbaren und Selbstverständlichen im Alltag von Klienten bereits vorhanden. Sie gleichen Inseln in der Weite des Ozeans, die der Aufmerksamkeit von Klienten im Rahmen einer vorrangigen Problemtrance bislang entgangen sind und die im Verlauf von Therapien wiederentdeckt und rekonstruiert werden.

Im Kontext von *Re-Authoring Conversations* lassen sich rekonstruierte Problemausnahmen und -unterschiede auch mit den Spitzen von Eisbergen vergleichen, die auf weitere, gleichsam unter der Wasseroberfläche liegende Unterschiede verweisen: „Re-authoring conversations invite people to continue to develop and to tell stories about their lives, but they also help people to include some of the more neglected but potentially significant events and experiences that are „out of phase" with their dominant storylines. These events and experiences can be considered ‚unique outcomes' or ‚exceptions'" (White, 2007, S. 61).

Problemausnahmen und -unterschiede machen auf kleine, zumeist unbeachtete Attraktoren alternativer Wirklichkeitsverarbeitung und -bewältigung aufmerksam. Sie verweisen auf jene Potenzialtäler, die hinter hohen Bergkämmen verborgen sind und sich dem eigenen Blick vor dem Hintergrund selektiver Wahrnehmungsorganisation entziehen. Problemausnahmen und -unterschiede erscheinen vielen Klienten als seltene und zufallsbedingte Fluktuationen von Problemmustern, die gelegentlich aus nicht näher bestimmten Gründen deren Regelhaftigkeit unterbrechen, diesen gegenüber aber kaum ins Gewicht fallen. Dieser semantische Kontext bedingt mit, dass Ausnahmen häufig unbeachtet, unmarkiert und unerzählt bleiben. Problemunterschiede und -ausnahmen sind jedoch bedeutsame und erklärungsbedürftige Phänomene, die auf bislang unbeachtete Lösungsstrategien, auf Kompetenzen und Ressourcen von Klienten verweisen. Mit dieser Fokussetzung rückt zugleich ihr Expertentum für Problemlösungen in den Vordergrund.

Re-Authoring Conversations können durch *Re-Membering Conversations* ergänzt und verdichtet werden: „Re-membering conversations provide an opportunity for people to revise their memberships of their association of life: to upgrade some memberships and to downgrade others; to honour some memberships and to revoke others; to grant authority to some voices in regard to matters of one's personal identity and to disqualify other voices with regard to this" (White, 2007, S. 129).

Re-Membering Conversations realisieren sich in folgenden Erkundungsfragen:
- Wie und vor welchem Hintergrund entstanden jene Fähigkeiten, Werte und Lebensziele, die in Problemunterschieden und -ausnahmen ihren Ausdruck finden?
- Wo noch zeigen sich diese Fähigkeiten, Ziele und Werte im Leben von Klienten?
- Auf welcher Seite ihres „Lebenstagebuches", auf welcher Aufnahme im „Fotoalbum ihres Lebens" scheinen sie erstmals auf?
- Wie und woran sind und waren sie für soziale Andere erkennbar?
- Wer trug in der Biografie des Klienten zu ihrer Entwicklung bei?
- Was zeichnete diese Person aus und wodurch war der Klient mit ihr verbunden?
- Wie und in welchen Kontexten zeigte sich diese Fähigkeit bei dieser Person?
- Was ist eine hierfür prototypische Erfahrung?
- Wie kam es, dass diese Person diese Fähigkeit an den Klienten weitergab?

Problem-Lösungs-Übergänge realisieren sich zudem im Erforschen des Noch-Denkbaren: Therapie dient der Rekonstruktion oft nahezu vergessener Wünsche, der Freilegung von durch die Zeit und ihre Wunden verschütteten Sehnsüchten und Hoffnungen. Als zentrale Instrumente fungieren hierbei Zielfragen, Wunderfragen und andere reflexive Fragen: Mit Fragen nach dem „Was wäre wenn" und mit Hilfe des „Möglichkeitssinns" werden Limitationen des „Wirklichkeitssinns" vorübergehend außer Kraft gesetzt und alternative Fühl-Denk-Verhaltensmuster aktiviert.

> Ein Song, der sich explizit auf die Kraft der Vorstellung bezieht, ist „Imagine" von John Lennon[20]:
>
> *Imagine there's no heaven*
> *It's easy if you try*
> *No hell below us*
> *Above us only sky …*

Als Rahmen der Entwicklung von Problem-Lösungs-Übergängen dient in der Regel jenes Medium, das bereits im Kontext der Problemdissoziation eingeführt wurde, etwa jenes der mehrfachen Erzählstimmen, des Systembretts oder von Skalierungen.

20 „Imagine" wurde 1971 auf dem gleichnamigen Album veröffentlicht. Lennon beschwört darin die Vision einer Gesellschaft, die frei von Religion, Nationalismus und Privateigentum ist. Das Lied wurde rasch zu einer Hymne der Friedensbewegung. Nach den Terroranschlägen des 11. September wurde „Imagine" vom amerikanischen Radioverbund „Clear Channel Communications" auf die Liste jener Lieder gesetzt, die nicht mehr im Radio gespielt werden sollten.

In einem Folgegespräch erzählte eine Klientin von einer zunehmenden Verschlechterung ihres Befindens seit unserem letzten Gespräch: Auslöser dafür waren der Suizidversuch einer Freundin, der Bruch einer wichtigen Freundschaftsbeziehung und der zunehmende Druck an ihrem Arbeitsplatz. Sie erlebte sich als labil und in negativen Gedankenschleifen gefangen.

Ich bat sie, ihren erlebten inneren Abstand zu all diesen belastenden Ereignissen mittels des Abstands ihrer beiden Hände zueinander darzustellen und abzuschätzen. Ihre Hände berührten einander an den Fingerspitzen. Zuweilen – so die Klientin – seien ihre Gefühle von Trauer und Verzweiflung überwältigend und lähmend. Noch vor einem Jahr, inmitten jenes Erschöpfungszustands, der sie veranlasst hatte, Therapie in Anspruch zu nehmen, sei dieser Abstand etwa ein Meter gewesen – damals habe sie nichts gespürt und sei wie taub gewesen. Jetzt aber gehe ihr alles zu nahe.

Ich bat sie, ihren Wunsch nach einem passenden inneren Abstand zu all den gegenwärtig belastenden Ereignissen mit ihren Händen abzubilden. Sie deutete einen etwa dreißig Zentimeter großen Abstand an. Unser weiterer Dialog kreiste um die Konkretisierung dieser Darstellung: Woran würde sie diesen „guten“ Abstand erkennen? Woran wäre er für wichtige Bezugspersonen erkennbar? Mit welchen Auswirkungen wäre er verbunden? Wie ließ er sich metaphorisch umschreiben? Sie setzte ihn mit dem Tragen eines gelben Regenmantels gleich, an dem selbst heftige, Wolkenbruch-artige Regenschauer abprallen würden. So führte unser Gespräch zu einer Erinnerung, in der sie sich als fröhliches, lebendiges Kind sah, das bei einem Strandspaziergang gelbes Ölzeug trug, während vom Meer her dunkle Wolken über den Strand zogen.

Was wäre, wenn dieses Kind angesichts all der gegebenen Belastungen an ihrer Seite wäre und sie gleichsam in seinen Regenmantel mit einhüllte? Sie würde dann – so die Klientin – in Bezug auf das schmerzhafte Ende ihrer Beziehung zu ihrer Freundin geduldig sein und die Hoffnung hegen, dass ihre Wege irgendwann in der Zukunft wieder zusammenführen würden. Sie würde dann jene Freundin, die nach ihrem Suizidversuch im Krankenhaus lag, besuchen können. Sie würde dann dem Druck in ihrer Arbeit gelassener und unaufgeregter begegnen.

Nach der Therapiestunde ging mir die Anfangszeile von „In my Life“ von den Beatles durch den Sinn[21].

There are places I remember
All my life, though some have changed …

21 In Miles' Biografie von Paul McCartney findet sich zu diesem Song folgender Kommentar des Komponisten (zit.n. Miles, 1999, S. 318–319): „Ich kam zu einer Schreibsession in Johns Haus, und er hatte die sehr hübschen Anfangsverse des Songs. Wie bei vielen unserer Lieder waren das die ersten Anwandlungen von Liverpool-Nostalgie: Nicht, dass wir dorthin zurück wollten, aber man schaut durch eine rose Brille auf seine Jugend und es sieht viel besser aus, als es in Wirklichkeit war. Doch ich weiß noch, daß er keine Melodie hatte. Ich sagte: ‚Gut, du hast keine Melodie, laß mich schnell daran arbeiten!‘ Und ich ging zum Treppenabsatz, setzte mich dorthin und schrieb eine Melodie. Wie bei diesen gemeinsam geschriebenen Sachen üblich, hatte er oft bloß die erste Strophe, was aber immer reichte: Sie gab die Richtung vor, sie war Wegweiser und Inspiration für den ganzen Song.“

3.3.3 Lösungsaktualisierung

„Like the stillness in the wind before the hurricane begins ...", so die Beschreibung eines Augenblicks des Innehaltens und der verdichteten Aufmerksamkeit in dem Song „When the Ship comes in", den Bob Dylan auf dem Album „The Times they are a-changin'" veröffentlichte.

Oh the time will come up
When the winds will stop
And the breeze will cease to be a'breathin'
Like the stillness in the wind
Before the hurricane begins
The hour when the ship comes in.

Dieser Augenblick ist jener, den ich in Therapiegesprächen mit dem „Eintreten" eines Klienten in ein alternatives Potenzialtal gleichsetze.

Bei der Lösungsaktualisierung fungieren Therapeuten als Ko-Autoren lösungsassoziierter Fühl-Denk-Verhaltensmuster: Sie unterstützen ihre multimodale und reichhaltige Beschreibung, sie verstärken und bezeugen sie: „The client is invited to locate a full account of the unique outcomes in a new, alternative story about her lived experience. The goal of this is to ensure that the person experiences the full significance of the unique outcomes. This process of inviting people to go back to their own experience and bring forth alternative stories about themselves leads them to having a different experience of themselves" (Kamsler, 1998, S. 64). Lösungsaktualisierung entspricht dem generischen Prinzip der „Restabilisierung". Sie ermöglicht, dass positive Veränderungen eingeübt, stabilisiert, automatisiert und verfügbar gehalten werden.

Lösungsaktualisierung kann sich als sprachliche Bahnung von Lösungserfahrungen, als Zeichnen und Darstellen von Lösungswirklichkeiten realisieren. Sie mündet oftmals in die Konstruktion einer die Therapiestunde beschließenden Empfehlung („Hausaufgabe"), welche der Verankerung bzw. dem Transfer von Lösungserfahrungen in den Alltag von Klienten dient. Als Hintergrund von Lösungsaktualisierungen fungiert in der Regel jenes Medium, das bereits zur Anregung von Problemdissoziation wie von Problem-Lösungs-Übergängen verwendet wurde.

Mit Chatwin (1990, S. 12) lässt sich Lösungsaktualisierung als gemeinsames „Herbeisingen" eines „Lands der Lösung" lesen. Dieser Vorgang spiegelt sich in Woody Guthries Song „This Land is your Land" wider:

The sun comes shining as I was strolling
The wheat fields waving and the dust clouds rolling
The fog was lifting a voice come chanting
This land was made for you and me

Eine sprachliche Bahnung von Lösungen meint: Ein Therapeut kann Lösungsbeschreibungen des Klienten anerkennen und würdigen; er kann sie zirkulär vernetzen; er kann den Klienten ersuchen, sie zu konkretisieren und zu kontextualisieren; er kann ihn dazu anregen, mit Lösung verbundene visuelle, auditive, kinästhetische, olfaktorische und gustatorische Wahrnehmungsqualitäten zu erkunden und zu präzisieren. In gewisser Weise enthält das in einem Systemmodell (vgl. Abb. 8) dargestellte Problemszenario bereits das Lösungsszenario, man muss das System gewissermaßen nur in die entgegengesetzte Richtung drehen, es andersherum durchlaufen.

Ein Therapiesystem kann Lösungsbeschreibungen historisieren, indem es diese in einen Zusammenhang mit weiteren (früheren) Lösungserfahrungen stellt. Es kann Lösungen futurisieren, indem es ihr (verstärktes) Auftreten in der Zukunft vorwegnimmt. Es kann ein Internalisieren von Lösungen durch Klienten anregen, indem es diese mit deren Fähigkeiten, Ressourcen und Werten in Beziehung setzt. Es kann Lösungsbeschreibungen ökologisieren, indem Klienten die positiven Auswirkungen von Lösungen auf ihr Befinden und Leben, auf ihre relevanten Beziehungen und/oder auf das Leben wichtiger sozialer Anderer reflektieren. Der Therapeut kann den Klienten ersuchen, Lösungen zu symbolisieren und sie in Metaphern kleiden. Er kann den Klienten bitten, sie im „Hier und „Jetzt" der Therapiesituation zu aktualisieren, indem er eine der Lösungserfahrung entsprechende Körperposition einnimmt oder diese Erfahrung bzw. die Vorstellung der Lösung in fokussierter Aufmerksamkeit imaginiert.

Ein Klient, der Therapie vor dem Hintergrund einer langjährigen psychiatrischen Erkrankung und der angespannten Beziehung zu seiner Partnerin in Anspruch nahm, thematisierte in einem Folgegespräch seine seit langem bestehende Gewohnheit, auf Kritik und Vorwürfe von ihrer Seite mit „Barschheit" zu reagieren. Diese Barschheit wiederum verstärkte ihre Kritik und Vorwürfe und mündete in einen angespannten Rückzug beider. Welche Reaktion von seiner Seite wünschte er sich stattdessen? Er hoffte, auf ihre Kritik mit „humorvoller Gelassenheit" und „Verständnis" reagieren zu können.

Nach einem längeren Erforschen, wie die Gewohnheit der Barschheit entstanden und an welche inneren und äußeren Zusammenhänge sie gebunden war, wendete sich unser Gespräch der Frage zu, ob der Klient bereits vereinzelt über Erfahrungen einer humor- und verständnisvollen Reaktion im Angesicht von Kritik verfügte. Dem Klienten gelang es, eine einmalige lösungsassoziierte Erfahrung zu identifizieren. Worin genau bestand der Unterschied? Mit welchem Gesichtsausdruck, mit welcher Körperhaltung, mit welcher Stimmlage, mit welchen Empfindungen und welchem Gefühl war er verbunden? Welche Auswirkungen hatte er auf ihn, seine Partnerin und die gemeinsame Beziehung? Auf welche Fähigkeiten verwies seine hier gezeigte „humorvolle Gelassenheit"? Wie hatte er diese Fähigkeiten erworben? Welche für ihn wichtigen Menschen hatten zur Entwicklung dieser Fähigkeiten beigetragen? Im Erkunden dieser letzten Frage wurde deutlich, dass sein verstorbener Vater ein prägendes Beispiel für humorvolle Gelassenheit gewesen war. Er war ein Mann gewesen, der sich – gleich dem Klienten – Humor und Gelassenheit erst im Laufe seines Lebens erworben, darin aber ein hohe Meisterschaft entwickelt hatte, so dass es ihm gelungen war, auch dem eigenen Sterben mit Ruhe gegenüberzutreten.

Nach dieser Therapiestunde ging mir eine Geschichte durch den Sinn, die Sting im Rahmen eines Konzerts auf seiner Symphoncities-Tournee vor seinem Song „Why should I cry for You" erzählt hatte.

Under the dog star sail
Over the reefs of moonshine
Under the skies of fall
North, north west, the Stones of Faroe …

Sting beschrieb, dass er als Kind seinen Vater, der als Milchmann arbeitete, auf seiner Morgentour durch Newcastle zu begleiten pflegte: Sein Vater habe nicht viel mit ihm gesprochen,

> und er selbst sei bei ihren morgendlichen Wanderungen seinen Träumen nachgehangen. Aber eines Tages habe ihn sein Vater mit zu den Docks genommen und ihm die auslaufenden Schiffe gezeigt. In diesem Zusammenhang sei es zu einem kurzen Gespräch gekommen. Sein Vater habe ihm gewünscht, dass er ein gutes und aufregendes Leben führen möge und damit gemeint, sein Sohn solle Matrose werden. Stings seinem verstorbenen Vater gewidmetes Lied „Why should I cry for You" gründet in der Vorstellung, was gewesen wäre, wenn er den Wünschen seines Vaters gefolgt wäre und ein „gutes Leben" gelebt hätte.

Eine Bahnung lösungsassoziierter Potenziale verwirklicht sich unter anderem in einem „verfestigenden" Reformulieren der Lösungsbeschreibungen von Klienten. Sie verwirklicht sich im Übergang vom Konjunktiv zum Indikativ, im Übergang zu Beschreibungen, die beobachterunabhängig formuliert sind, in Vorgängen des Generalisierens, in der verstärkten Verwendung von Nominalisierungen und Adjektiven, in der Nutzung von Adverbien, die auf eine Erzählung der Progression verweisen („mehr und mehr"). Eine Bahnung lösungsassoziierter Potenziale wird zusätzlich durch eingestreute Suggestionen, para- und nonverbale Induktionen, vom Therapeuten eingestreute direkte Rede sowie die Verwendung lösungsassoziierter Schüsselwörter und Metaphern verstärkt.

Ein hilfreicher Rahmen für die Anregung von Lösungsaktualisierung ist jener von Trance: Trance gewährleistet Lernen in verdichteter Aufmerksamkeit. Trance ermöglicht, lösungsbezogene Unterschiede in berührender und sinnlicher Weise zu aktualisieren. Trance macht Therapie vermittels der Besonderheit der in Trance utilisierten Sprache, vermittels deren Unschärfe, Flächenhaftigkeit und Mehrdeutigkeit ästhetischer. Übergänge zwischen alltagssprachlicher Konversation in Therapie und Trance-Konversation sind oftmals fließend. Das zeigt sich etwa an der Nutzung minimaler körpersprachlicher Induktionen oder paraverbaler Signale im alltagssprachlichen Dialog, in bewussten Sprechpausen von Therapeuten, in absichtsvollen Veränderungen der Körperposition, im Einstreuen von Schlüsselwörtern und anderem.

> Eine einfache Form der Tranceinduktion findet sich in einer Ballade, die ich erstmals vor fast vierzig Jahren in einer Radioübertragung aus der Royal Albert Hall in London gehört habe: Joni Mitchell und James Taylor sangen gemeinsam Taylors Wiegenlied „Close your Eyes".
>
> *Close your eyes*
> *You can close your eyes*
> *It's allright …*
>
> Dieses Duett gehört zum Schönsten, das Folkmusik zu bieten hat.

Trance kann sich als stille (monologische) wie dialogische Trance realisieren. Im ersten Fall lenkt der Therapeut die Aufmerksamkeit von Klienten ohne deren sprachliches Feedback. In der dialogischen Trance werden Klienten gebeten, ihre jeweils aktualisierten Erfahrungen mitzuteilen, während zugleich die Fokussierung der Aufmerksamkeit nach innen aufrechterhalten wird. Ein Feedback von Klienten mittels Fingerzeichen lässt sich als mittlerer Weg zwischen monologischer und dialogischer Trance verstehen.

Insbesondere das „Gesundheitsbild" (Merl, 2006), in Trance erzählte Geschichten sowie Metaphern stellen hilfreiche Medien der Lösungsaktualisierung dar.

Gesundheitsbild:

Beim Gesundheitsbild wird ein Klient gebeten, einen Zustand der „Gesundheit“ zu imaginieren: Er erkundet damit verbundene visuelle Aspekte (Mimik, Gestik, Blickrichtung, Körperhaltung, Kleidung, Frisur), auditive Aspekte (Klang, Stimmlage, Lautstärke, innerlich damit korrespondierende Sätze oder an das eigene Selbst gerichtete einfache Botschaften), kinästehtische Aspekte (Veränderungen der Körperwahrnehmung, des Temperaturempfindens, der Hautempfindung), gustatorische und olfaktorische Aspekte, mit Gesundheit assoziierte Gefühle, Gedanken und Handlungen, damit verbundene oder daraus resultierende Fähigkeiten in Bezug auf sich selbst und soziale Andere. Der Klient erkundet die Wahrnehmung eigener Gesundheit durch wichtige soziale Andere und ihre Wirkung auf sie; unter anderem wird er/sie gebeten, ein farbliches Muster zu imaginieren, welches diesen Zustand von Gesundheit im Hier und Jetzt abzubilden vermag. Nach der Reorientierung bzw. Auflösung der Trance werden Klienten gebeten, den imaginierten Zustand durch das Einnehmen einer passenden Körperhaltung oder das Durchführen einer entsprechenden Geste zu veranschaulichen und zu verankern.

Geschichtenerzählen in Trance bedient sich der symbolisierenden Beschreibung eines Stundenthemas bzw. einer Leitdifferenz. Therapeutische Geschichten bergen einen Erzähleingang in Form der Darstellung eines raum-zeitlichen Rahmens, eine Skizzierung des Protagonisten sowie eine Beschreibung eines zentralen Erzählmotivs. Sie beinhalten eine Darstellung der bisherigen Problemlösungsversuche und münden dann in die Formulierung eines Wendepunkts bzw. Problem-Lösungs-Übergangs. Die Geschichte wird durch einen positiven Erzählausgang abgerundet, in dem die positiven Auswirkungen der Veränderung ausgelotet werden.

An Komplexität und Wirkung gewinnen in Trance erzählte Geschichten, wenn jene Geschichte, welche die zentrale Unterschiedsidee zu transportieren sucht, ihrerseits in eine Geschichte eingebettet wird, die unter Umständen wiederum in eine weitere Geschichte eingefügt wird. Eine mehrfache Verschachtelung therapeutischer Geschichten ist von der Idee geleitet, dass Unterschiedsideen dann leichter aufgegriffen werden, wenn der Realitätsbezug von Klienten gelockert ist und damit möglicher „Widerstand“ gegen Veränderung umgangen wird.

Bei vielen Problemstellungen erweisen sich auch standardisierte Tranceübungen wie jene des „Inneren sicheren Orts“, die Übung zur „Inneren Stärke“, die „Baum-Übung“ als hilfreiche Formen der Lösungsaktualisierung.

Im Rahmen der Übung des „Inneren sicheren Orts“ werden Klienten gebeten, einen sicheren Ort zu imaginieren, an dem sie ganz „bei sich“ sind und sich wohl, sicher und entspannt fühlen. Diese Vorstellung wird multimodal angereichert. Der „Innere sichere Ort“ ist ein möglicher Fluchtpunkt im Kontext von Angst, von hoher Stressbelastung, in der Handhabung von Flashbacks und anderem.

Im Rahmen der „Baum-Übung“ werden Klienten angeleitet, in einer für sie angenehmen Landschaft einen (Lieblings-)Baum in all seinen Modalitäten, seiner Form, seiner Farbe, seiner Oberflächenbeschaffenheit usw., zu imaginieren. Sie werden gebeten sich vorzustellen, wie sie sich an diesen Baum lehnen und nach und nach mit ihm verschmelzen.

Klienten können so seine Wurzeln spüren, die Stärke seines Stammes, die Verzweigungen seiner Äste; sie können spüren, wie sie aus den Wurzelfasern Kraft und Energie beziehen. In der Phase der Reorientierung werden Klienten gebeten, sich wieder langsam aus dieser Verschmelzung zu lösen, aus dem Baum herauszutreten, ihn von außen zu betrachten, ihn zu würdigen und sich zu verabschieden (Sachsse, 2004, S. 241).

In einem Therapiegespräch schilderte ein unter Einsamkeit leidender junger Mann Erfahrungen, die jenen einer verzögerten posttraumatischen Belastungsreaktion entsprachen. Immer wieder wurde er von überflutenden Bildern heimgesucht, die mit dem Unfalltod eines einige Jahre zuvor bei einem Campingurlaub verstorbenen Freundes in Zusammenhang standen, der während eines Sturms von einem umstürzenden Baum erschlagen worden war.

Er litt unter der Frage, ob er diesen Freund – hätte er damals andere Entscheidungen getroffen – vor seinem Tod hätte bewahren können, wiewohl seine Erzählung verdeutlichte, dass dies in der Realität nicht möglich gewesen wäre. Zudem erschwerte ihm diese Erfahrung seither, Freundschaften einzugehen: Er hatte Angst davor, erneut einen Verlust zu erleiden.

Er beschrieb mir, wie eng diese Erfahrung mit seinem Gefühl der Schuld verbunden war. Ich bat ihn, mir die Art und Weise dieser Verschränkung durch eine entsprechende Verschränkung seiner beiden Hände zu veranschaulichen: Die Finger der rechten und linken Hand fügten sich vor seiner Brust ineinander. Seine Linke repräsentierte dabei die Vorstellung des Todes seines Freundes, seine Rechte sein Gefühl der Schuld.

In der nun folgenden Trance imaginierte der Klient eine schrittweise Auflösung dieser engen Verbindung, was sich in einem allmählichen Lösen seiner zuvor verschränkten Hände widerspiegelte. Welches Gefühl begann sich statt jenem der Schuld in seiner rechten Hand zu sammeln? Der Klient beschrieb ein Gefühl der Wärme, das mit auftauchenden Erinnerungen an das Leben seines Freundes verknüpft war – Erinnerungen an seine liebenswerten Eigenschaften, an gemeinsame Abenteuer und Unternehmungen, an all das, was sein Freund an ihn weitergegeben hatte.

Nach der Reorientierung beschrieb der Klient, dass nun an die Stelle der Frage, was er für seinen Freund hätte tun können, eine neue Frage getreten sei: jene, was er in der Gegenwart und Zukunft für ihn tun könne. Im weiteren Verlauf unseres Gesprächs entwickelte er eine Vielzahl von Ideen: er konnte die Eltern seines Freundes besuchen; er konnte sein Grab besuchen, das er seit dem Begräbnis vor vielen Jahren gemieden hatte; er konnte Mitmenschen von diesem Freund erzählen und so dafür sorgen, dass er nicht vergessen wurde; und er konnte sich an ihn erinnern – er konnte sich seinen Beitrag zu seinem eigenen Leben vergegenwärtigen und ihn so in sich weiterleben lassen.

Nach der Therapiestunde ging mir eine Strophe von Stings „The Hounds Of Winter" durch den Sinn, das von der Mühsal des Erinnerns nach einem schweren Verlust handelt:

I walk through the day
My coat around my ears
I look for my companion
I have to dry my tears
It seems that she's gone
Leaving me too soon
I'm as dark as December
I'm as cold as the man in the moon.

3.4 Interventives Handeln

„In songs, words are the sign of a voice. A song is always a performance and song words are always spoken out, heard in someone's accent. Songs are more like plays than poems; song words work as speech and speech acts, bearing meaning not just semantically, but also as structures of sound that are direct signs of emotion and marks of character. Singers use nonverbal as well as verbal devices to make their points – emphases, sighs, hesitations, changes of tone; lyrics involve pleas, sneers and commands, as well as statements and messages and stories."

(Frith, 1988, S. 120)

Therapeuten lassen sich als Ko-Autoren oder Mitmusiker verstehen, die gemeinsam mit ihren Klienten eine Musik der Lösung generieren. Wie Singer-Songwriter bedienen sie sich hierbei des *wrapping*: Sie kleiden zentrale Unterschiedsideen in ein je anderes Gewand, damit diese für Klienten anschlussfähig werden (Zeig, 2002). Therapie ist im guten Fall jener Rahmen, in dem Klienten wie Therapeuten ihre Unterschiedsideen „aussäen", die, wenn sie aufgenommen werden, nach und nach reifen.

Aus der Sicht der Wirkfaktorenforschung dient interventives Handeln dazu, die Ressourcen und Veränderungskräfte von Klienten zu fokussieren, „... auf einen Punkt in Zeit und Raum zu bündeln und dafür zu sorgen, dass der Funke zur Aktion zündet" (Hubble et al., 2001b, S. 310).

Eine junge Frau nahm eine Therapie vor dem Hintergrund zunehmender Ängste in Anspruch. Diese Ängste waren mit der bevorstehenden Beendigung ihres Studiums verbunden – sie erschwerten das Abschließen ihrer schriftlichen Arbeit und das Vorbereiten ihrer Abschlussprüfungen.

Eines der Therapiegespräche war ihrer Unsicherheit hinsichtlich ihrer beruflichen Zukunft gewidmet. So ersuchte ich sie, einzelne Ausschnitte aus einem guten zukünftigen Arbeitstag auf der als Kinoleinwand gedachten Wand des Therapieraums zu imaginieren: ihren morgendlichen Weg zur Arbeit, Szenen ihres Arbeitstages, ihr abendliches Heimkommen.

Wir unterbrachen diese Filmvorführung, sobald angst- oder stressbesetzte Ereignisse im Ablauf des Films eintraten; die zur Bewältigung dieser Herausforderungen notwendigen Ressourcen wurden konkretisiert und dann als zusätzliche Zuschauer externalisiert, die neben ihr im „Kinosaal" Platz nahmen und in der Folge gemeinsam mit ihr den weiteren Verlauf des Films verfolgten. Nachdem wir diesen „guten Arbeitstag" Schritt für Schritt durchgegangen waren, bat ich sie, den Film noch einmal im Wissen um die Präsenz all ihrer Ressourcen durchlaufen zu lassen. Ich ersuchte sie, diese „Filmvorführung" zugleich mit einer imaginierten Handy-Kamera mitzufilmen, so dass sie jederzeit auf diese Aufnahme würde zurückgreifen können.

„I saw a film today oh boy", so die Anfangszeile einer Strophe von Lennons und McCartneys „A Day in the Life".

„Die Seele erhält ihre Färbung durch die Bilder, die sich in ihr formen." (Mark Aurel, zit. n. Magris, 1988, S. 248)

3.4.1 Die Plastizität von Interventionen

Interventive Medien sind nicht an spezifische Themenstellungen und Anwendungskontexte gebunden: So lassen sich etwa das Systembrett oder die idiografische Systemmodellierung bei unterschiedlichsten Leidenszuständen gleichermaßen zur Repräsentation sozialer wie selbstreferenzieller Bezüge von Klienten nutzen.

Eine ähnliche Plastizität zeigt sich in der Verwendung von Interventionen in den unterschiedlichen Phasen eines Folgegesprächs. Dieselbe Intervention kann für die Anregung von Problemassoziation und -dissoziation, für das Generieren von Problem-Lösungs-Übergängen sowie für die Förderung von Lösungsaktualisierungen genützt werden. So kann etwa zirkuläres Fragen dazu dienen, verstärkte Problemassoziation anzuregen:

- Wer anstelle des Klienten ist bezüglich eines bestimmten Themas besorgt?
- Wer ist stärker besorgt?
- Wie zeigt sich die Sorge dieses sozialen Anderen und was begründet sie?

Zirkuläres Fragen kann aber auch für Vorgänge der Problemdissoziation hilfreich sein:

- Welche sozialen Anderen teilen die „dunkle" oder hoffnungslose Sichtweise eines Klienten hinsichtlich einer Thematik nicht oder nicht zur Gänze?

Zirkuläres Fragen ist ein mögliches Medium der Anregung eines Problem-Lösungs-Übergangs:

- Welcher soziale Andere würde wohl als Erster das Eintreten eines „Wunders" wahrnehmen?

Und schließlich stellt zirkuläres Fragen ein Vehikel für die Bahnung lösungsassoziierter Unterschiede dar:

- Woran genau wäre für einen wichtigen sozialen Anderen ein lösungsbezogener Unterschied erkennbar?
- Mit welcher Bedeutung wäre dieser für ihn verbunden?

Eine ähnliche Plastizität findet sich bei großräumigen Interventionen wie etwa der Nutzung mehrfacher Erzählstimmen: Die Einführung einer Metaphorik mehrerer innerer Erzählstimmen kann einer verstärkten Problemassoziation dienen (etwa indem Klienten gebeten werden, auf jenem Stuhl Platz zu nehmen, der einen spezifischen Problemaspekt repräsentiert). Sie kann der Anregung von Problemdissoziation dienen (etwa indem eine dominante „Stimme der Hoffnungslosigkeit" externalisiert wird). Sie kann als Behelf für die Anregung eines Problem-Lösungs-Übergangs fungieren (etwa indem der Klient eine lösungsbezogene Veränderung der Position jener Stühle, die einzelne Stimmen repräsentieren, vollzieht); und/oder sie kann Bühne und Hintergrund für sprachliche Bahnungsanregungen rund um die Lösungswirklichkeit darstellen.

Die Plastizität therapeutischer Interventionen begründet mit, warum Techniken und Interventionsmethoden nur einen geringen Teil der Varianz therapeutischer Wirksamkeit ausmachen. „In zahlreichen Studien und Meta-Analysen wurde deutlich, dass der Beitrag von Interventionen und Behandlungstechniken am Therapieergebnis relativ gering ist. Die Schätzungen des Anteils von Techniken am Behandlungsergebnis sind in einzelnen Studien unterschiedlich, aber konvergent in Richtung der Aussage, dass sie unter den

Beiträgen von Klientenvariablen, Therapeutenvariablen und der therapeutischen Beziehung liegen“ (Schiepek et al., 2013a, S. 12). Interventionen tragen zwar gemeinsam mit anderen Faktoren zu einem positiven Behandlungsergebnis bei, sie sind aber wahrscheinlich für Therapeuten bedeutsamer als für Klienten. Sie strukturieren den gemeinsamen Dialog und vermitteln Therapeuten ein Erleben von Wirksamkeit, was zugleich Klienten Sicherheit vermittelt.

3.4.2 Die Wahl des therapeutischen Mediums

Interventionen sind nicht mehr als Transportmittel für Unterschiede. Ihre Zugehörigkeit zu einem bestimmten Therapieansatz ist von nachrangiger Bedeutung. Allerdings stehen alle interventiven Praktiken in einem ursprünglichen Zusammenhang mit spezifischen Überzeugungen und Erklärungsmodellen, und diese Überzeugungen können ihre funktionale Verwendung eingrenzen. „Klienten nutzen das, was jeder Ansatz ihnen bei ihren Problemen bietet und schneidern dies auf ihre Situation zu. Selbst wenn verschiedene psychotherapeutische Techniken unterschiedliche, spezifische Effekte haben, so verwenden KlientInnen diese Effekte individuell für ihre Zwecke“ (Tallman & Bohart, 2001, S. 90).

Die Plastizität therapeutischer Techniken eröffnet Therapeuten Optionen und Wahlfreiheit in der Gestaltung einzelner Therapiesitzungen. Als Filter und Kriterien für jene Entscheidungen, die Therapeuten eine relativ rationale Rechtfertigung der Wahl ihres interventiven Vorgehens bzw. interventiver Medien ermöglichen, können die von Schiepek formulierten generischen Prinzipien des synergetischen Prozessmanagements dienen (Haken & Schiepek, 2006, S. 436 ff.). Diese generischen Prinzipien formulieren jene Bedingungen, deren Berücksichtigung für die Förderung und Unterstützung therapeutischer Selbstorganisationsprozesse wesentlich sind. Welches konkrete interventive Vorgehen Therapeuten wählen, verweist zum einen auf therapeutische Kreativität und Intuition, zum anderen auf Fragen der Passung zum Entwicklungsprozess des Klienten. Zwischen interventiven Methoden und generischen Prinzipien besteht ein mehr-mehrdeutiges Verhältnis: „Eine Methode dient evtl. der Umsetzung mehrerer Prinzipien, und ein Prinzip realisiert sich in mehreren konkreten Methoden“ (Haken & Schiepek, 2006, S. 440).

Therapeutische Interventionen sollten drei Kriterien entsprechen: jenen des Nutzens, der Schönheit und des Respekts (Ludewig, 1988b).

- *Nutzen meint:* Das gewählte interventive Handeln erweist sich als funktional dafür, Problemaktualisierungen und/oder Ordnungsübergänge anzuregen sowie alternative Fühl-Denk-Verhaltensmuster zu bahnen.
- *Schönheit meint:* Interventives Handeln – etwa in Form der Arbeit mit dem Ressourceninterview, der idiografischen Systemmodellierung, dem Systembrett, mit multiple voices u. a. – birgt einen dramatischen Spannungsbogen. Schönheit zeigt sich zudem in jener Vielfältigkeit und Sinnlichkeit des interventiven Vorgehens, die Klienten ein Lernen im Kontext von enriched environment ermöglicht. Schönheit erschließt sich nicht zuletzt in der Metaphorik therapeutischer Sprache. Allerdings ist Schönheit hochgradig subjektiv und relativ: Was für den einen „schön“ oder ästhetisch ist, lässt den anderen unberührt.

- *Respekt meint:* Therapeuten rechnen eine mögliche Ambivalenz von Klienten hinsichtlich Veränderung in ihr Vorgehen mit ein, sie respektieren methodologische Präferenzen von Klienten, ihr interventives Handeln gründet in hoher Transparenz sowie in einem informed consent, die Passung des interventiven Vorgehens wird durch eine fortlaufende metakommunikative und eventuell monitoring-basierte Evaluierung des Therapiesystems sichergestellt.

Thema eines Therapiegesprächs mit einer Klientin war ihre wiederkehrende depressive Gestimmtheit. Ich bat sie, diese Erfahrung zu externalisieren und sie sich auf einem eigenen Stuhl im Therapieraum sitzend vorzustellen; und ich bat sie, der Depression ihre Stimme zu leihen, so dass ich sie rund um ihre Bedeutung im Leben der Klientin befragen könnte. Im Gespräch mit der Depression wurde deutlich, dass sie bereits lange Zeit einen beherrschenden Einfluss auf das Leben der Klientin wie auch das Leben einiger ihrer Familienmitglieder ausübte. Mehrere ihrer Verwandten hatten Suizid begangen, sie hatte Düsterkeit im Leben der gesamten Familie verbreitet.

Im Dasein der Klientin hatte sich die Depression in enger Verbindung mit einer früh erlebten Einsamkeit eingenistet; sie hatte zudem über jeden Schritt der Ablösung, den die Klientin vollzogen hatte, ihren Schatten geworfen. Sie hatte starken Einfluss auf die partnerschaftlichen Beziehungen der Klientin, die durchgängig nach kurzer Zeit gescheitert waren. Sie bewirkte, dass die Klientin auch ihre gegenwärtige Paarbeziehung in Frage stellte, ebenso wie ihre Arbeit und ihre wenigen Freundschaften. Sie ließ die Klientin am Sinn ihres Lebens zweifeln. Nach der Erkundung all dieser Schattenseiten wendete sich unser Gespräch den möglichen lichtvollen Aspekten ihrer Erfahrung zu: Was trug die Depression produktiv zu ihrem Leben bei? Sie verlieh ihr die Fähigkeit der Einfühlung in das Leid anderer (eine für ihren Beruf essenzielle Qualität), und sie verlieh ihr Tiefe, sie zeigte ihr, wie schwer und brüchig das Leben war, was der Klientin an guten Tagen ermöglichte, das eigene Leben und das Leben anderer als wertvolles Gut und Geschenk zu betrachten.

Wir sprachen über die Art und Weise, in der die Klientin ihr üblicherweise begegnete: Die Art dieser Begegnung entsprach jener der Abwehr und feindseligen Ablehnung. So erkundeten wir, welche Auswirkungen eine veränderte Haltung der Klientin der Depression gegenüber mit sich bringen würde. Welche Folgen würde es für die Klientin haben, wenn sie begänne, sie anzunehmen statt sie von sich zu stoßen? Möglicherweise – so die Depression – würde sie dann beginnen, die Angst vor ihr zu verlieren. In diesem Fall müsste sie sich nicht mehr mit jener Intensität, Schwere und Dramatik bemerkbar machen, mit der sie jetzt im Leben der Klientin agiere.

An dieser Stelle äußerte ich meine Skepsis: Wäre ich an Stelle der Klientin, wüsste ich nicht, ob ich diesen Aussagen der Depression trauen könnte. Die Depression zeigte sich ob dieses Einwands selbstbewusst: Es gäbe – wie auch die Klientin wisse – einen Beweis für diese Annahme: Als Jugendliche sei die Klientin mit ihr in einer freundschaftlichen Verbindung gestanden. Damals habe sie sie nicht bekämpft, sondern ihr täglich in ihrem Tagebuch Zeit und Raum gegeben. Auf diese Weise sei sie ihr auch eine Quelle von Kreativität und Lebensweisheit gewesen. Im Gegenzug habe sie ihr ermöglicht, die Zeit jenseits ihrer „blauen Stunden" zu genießen und hinsichtlich Glück und Unglück weitgehend ausgeglichene Tage zu verbringen. Unser Gespräch endete mit der Frage, inwieweit das, was damals möglich gewesen war, sich in der Gegenwart und Zukunft wiederholen könnte.

Nach der Therapiestunde fiel mir ein Song von Joni Mitchell ein: „A Case of You". Sein Refrain lautet:

Oh you are in my blood like holy wine
Oh and you taste so bitter but you taste so sweet
Oh I could drink a case of you darling
And I would still be on my feet
Oh I'd still be on my feet.

Eine der zentralen Aufgaben von Therapie besteht darin, einen „Raum der Aufmerksamkeit" zu schaffen, welcher fokussiertes Lernen ermöglicht und unterstützt. Gute Therapie verwirklicht sich in einer Atmosphäre der Sammlung aller beteiligten Personen. Diese Sammlung entsteht nicht nur im Kontext des konzentrierten gemeinsamen Gesprächs oder während einer symbolisierenden Handlungsübung. Oft entsteht sie in einer Atmosphäre von Stille.

In einer Therapiesitzung bat ich eine Klientin, die sich mit einer Entscheidungsfrage quälte, drei mögliche Optionen ihrer Wahl mit Hilfe von drei Timelines, die sie, ausgehend von ihrer gegenwärtigen Situation, im Raum auflegte, zu veranschaulichen. Sie tat dies mit hoher Aufmerksamkeit. Dann bestimmte sie einen außenstehenden Beobachtungsstandort und bat mich darum, diese Szenarien nicht mit ihr zu „bereden", da sie es vorzog, schweigend über sie nachzudenken. Sie fand zu einem guten Ergebnis (vgl. Abb. 17).

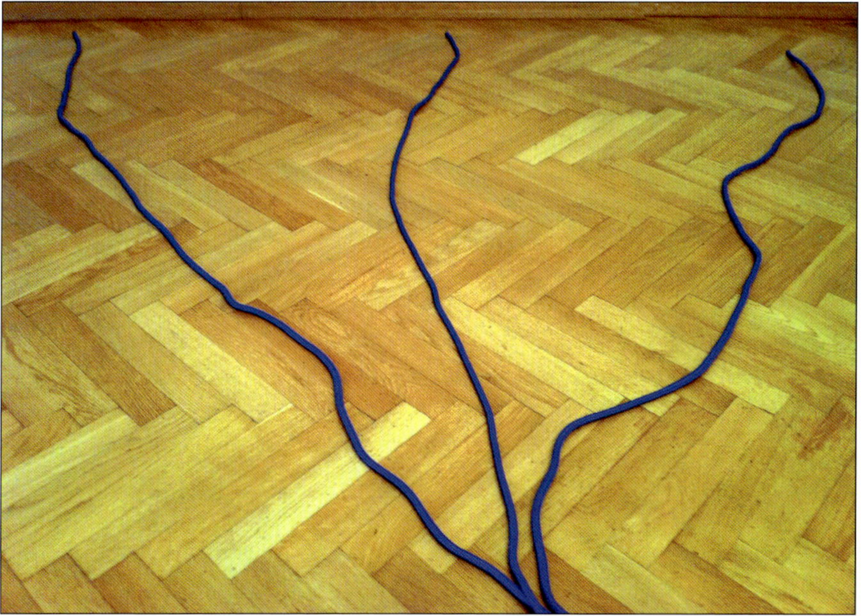

Abbildung 17: Drei von einer Weggabelung ausgehende Zeitlinien, die in unterschiedliche Zukunften münden

Nach der Therapiesitzung fiel mir der Wildensee im Toten Gebirge ein. Der Wildensee, an der Südostseite des Rinnerkogels gelegen, ist von Gipfeln und Schneefeldern, die bis ins späte Frühjahr hinein nicht schmelzen, umrahmt. Am Wildensee hörte ich vor vielen Jahren erstmals Stings „Fields of Gold". „Fields of Gold" ist ein Song, in dem sich eine Musik der Lösung widerspiegelt, so wie sich die Gipfel rings um den Wildensee in seinem Wasser abbilden. Es ist ein stiller Ort.

You'll remember me when the west wind moves
Upon the fields of barley
You'll forget the sun in the jealous sky
As we walk in the fields of gold.

Musik – so der oberösterreichische Schriftsteller Rudolf Habringer (2011, S. 350) – ist eine Schwester der Stille. Sie ist „strukturierte Stille“. Die Stille ist die „Begleiterin für den Kopf, die Musik aber ist die Begleiterin, die mein Herz berührt.“

3.5 Die Aufrechterhaltung und Vertiefung der Therapiebeziehung

Zu Beginn eines Therapiegesprächs erklärte eine Klientin, sie habe am Abend zuvor darüber nachgedacht, ob sie die Therapie, die sie bisher als hilfreich erlebt hatte, fortsetzen solle. Anlass ihres Zweifels war die Erfahrung der letzten Therapiestunde: Hier hatte sie ihr Leiden an der Beziehung zu ihrem Mann thematisiert. Sie hatte dabei (und im Nachhinein) den Eindruck gewonnen, ich würde sie dazu drängen, mit ihrem Mann verstärkt das Gespräch zu suchen und Initiativen für eine Verbesserung der Beziehung zu ergreifen. Dies habe aber nicht ihrer Absicht entsprochen. Diese bestand vielmehr darin, sich endlich einmal vorrangig um sich selbst, statt wie früher vorrangig um das Wohlbefinden anderer zu kümmern.

Sie hatte mit ihrem Eindruck Recht: Als sie von den Schwierigkeiten ihrer Ehe erzählt hatte (und von der Möglichkeit der Trennung von ihrem Mann), war meine Sorge jene der verstärkten Labilisierung ihres Lebens gewesen. Die Beziehung zu ihrem Partner war mir aufgrund unserer vorangegangenen Gespräche als jener Bereich erschienen, der ihr Halt inmitten ihrer Krise gab. So hatte ich es unterlassen, sie nach ihrem Anliegen in Zusammenhang mit der erlebten Not in ihrer Beziehung zu fragen und stattdessen ein Ziel fokussiert – die Stärkung der partnerschaftlichen Verbundenheit –, das sie nicht teilte. Statt mich in unserem Gespräch unmittelbar zu konfrontieren, hatte sie in der Stunde scheinbar kooperiert: ein „Mehr desselben“. Sie hatte mehr auf mich als auf sich selbst geachtet, und sie wurde erst im Lauf unseres Gesprächs bzw. im Nachhinein gewahr, dass mein Vorgehen nicht ihrem Anliegen entsprach. Es war gut und hilfreich, dass sie den Mut fand, mir ihren Eindruck mitzuteilen. Es erlaubte mir, ihr im Nachhinein meine Beweggründe darzulegen und mich für die mangelnde Abstimmung meines Vorgehens zu entschuldigen. So konnte sie erneut Vertrauen finden, und die Therapie nahm einen guten Fortgang.

Crisis-Repair-Sequenzen wie die oben geschilderte finden in vielen Therapien statt (Gumz 2012; Gumz, im Druck). Nach dieser Stunde ging mir durch den Sinn, was Paul Simon (zit. n. Büttner, 1997, S. 214) einst über das Songschreiben erzählte: „The music part of songwriting is much more potent and powerful than the lyric part“. In gleicher Weise ist auch die Beziehungsdimension von Therapie bedeutender ist als ihre inhaltliche Dimension.

Eine zentrale Aufgabenstellung der Phase der Verwirklichung des Therapiesystems ist jene der Vertiefung und Aufrechterhaltung der therapeutischen Beziehung. Aus einem motivationspsychologischen Blickwinkel sichert eine positive Therapiebeziehung die Deckung des Bedarfs von Klienten nach Bindung, Selbstwirksamkeit und Sinn (Merl,

2006). In dieser bedarfsdeckenden Wirkung fungiert die Therapiebeziehung als stabilisierendes Moment gegenüber all jener Labilisierung, die mit Veränderung einhergeht (*Destabilisierung im Kontext von Stabilität*, vgl. die generischen Prinzipien 1 und 3, Schiepek et al., 2013a). Im guten Fall (und im Fall einer längeren Therapiedauer) birgt eine positive Therapiebeziehung nicht nur eine stabilisierende, sondern zugleich auch eine transformative Wirkung. Sie ermöglicht Klienten eine „korrigierende interaktionelle (Bindungs-)Erfahrung" (Grawe, 2000, S. 133). Sie ermöglicht Korrekturen in Bezug auf frühere wie aktuelle negativ erlebte Beziehungserfahrungen und daraus abgeleitete Schemata der Beziehungsgestaltung.

Zudem eröffnen Empathie, Respekt, Kooperation und Ressourcenorientierung die Chance der Verwandlung eines zumeist negativen Selbstbezugs von Klienten. Im Rahmen von Einzeltherapie tendieren Klienten zu Beginn der Therapie dazu, „... sich kritisch zu sehen und sich weitgehend in Begriffen der Maßstäbe zu beurteilen, die andere aufgestellt haben" (Rogers (1972, S. 139). Im Rahmen der Erfahrung einer positiven Therapiebeziehung hingegen kommt es zu einer wachsenden Akzeptanz des Selbst (Kongruenz zwischen Ideal- und Real-Selbst). Diese Veränderung gründet darin, dass Klienten im Therapeuten ein positives Alter Ego finden: „Der Therapeut nimmt das Selbst des Klienten, wie der Klient es gekannt hat, und akzeptiert es; er nimmt die widersprüchlichen Aspekte und akzeptiert auch sie als einen Teil des Klienten; und beide Akzeptierungen besitzen die gleiche Wärme und den gleichen Respekt. So kommt es, dass der Klient, wenn er bei einem anderen die Akzeptierung dieser beiden Aspekte seines Selbst erfährt, sich selbst gegenüber die gleiche Einstellung einnehmen kann" (Rogers, 1972, S. 52). Die Erfahrung einer positiven Therapiebeziehung ermöglicht Klienten die Verinnerlichung jener Wertschätzung und Annahme, die Therapeuten ihnen im guten Fall entgegenbringen – Wertschätzung und Akzeptanz werden zum Teil ihrer Selbstbeziehung.

3.5.1 Die Rolle des Klienten und des Therapeuten

Vor und jenseits aller Funktionalität ist die therapeutische Beziehung eine Form der Mitmenschlichkeit im Kontext bio-psycho-sozialer Leidenszustände. Zugleich ist sie eine funktionale Beziehung: sie ist „undirektional und asymmetrisch" (Kanfer et al., 1991, S. 170), sie ist zeitlich begrenzt, sie findet in einem umschriebenen Raum, zu bestimmten Zeitpunkten, häufig in einer festgelegten Frequenz statt. Sie basiert auf einer Vereinbarung, sie existiert innerhalb einer umschriebenen thematischen Sinngrenze, jener von bio-psycho-sozialen Problemen und Lösungen, und nur in dieser. Sie ist mit der Einnahme spezifischer Rollen und mit spezifischen Formen der Interaktion verknüpft.

Die therapeutische Beziehung ist durch einen Machtunterschied zwischen Klienten und Therapeuten zugunsten letzterer verbunden. Dieser Machtunterschied ist Folge des Leidensdrucks von Klienten und ihrer erlebten Angewiesenheit auf therapeutische Hilfe, und er ist Ausdruck eines unterschiedlich bewerteten Expertentums von Klienten wie Therapeuten.

Diese unterschiedliche Bewertung ist nicht realitätsentsprechend. Das Expertentum von Klienten und Therapeuten ist zwar von unterschiedlicher Art, aber substanziell gleichrangig: Klienten sind Experten für Lösungen, Therapeuten sind Experten, für Such- und Erkundungsvorgänge und für die unterschiedlichen Wege, wie Klienten sich ihr immanentes Lösungswissen wieder verfügbar machen können. Weingarten (1999, S. 32) charakterisiert die Rolle des Therapeuten mit dem Begriff des „bescheidenen Expertentums“: „Ich besitze gewisse Fähigkeiten und Sachkenntnisse, und ich teile das, was ich weiß, wenn es relevant erscheint, mit. Ich bin jedoch nicht der Experte. Ich kenne nicht die „Wahrheiten“ des Lebens der Menschen. Ausgehend davon, dass ich wie jeder andere auch den weltbildenden Prozessen unterworfen bin, kann ich mich selbst niemals als objektiver Außenstehender betrachten, sondern muss mich immer als Teilnehmender verstehen. Dies schafft einerseits die Möglichkeiten für richtiges Handeln und andererseits Notwendigkeiten ethischer Verantwortung.“

Es geht in Therapien nicht darum, dass Therapeuten die „richtigen“ Antworten auf die Fragen von Klienten geben; es geht darum, dass sie hilfreiche Fragen stellen und Medien und Erfahrungsräume zur Verfügung stellen, die Klienten für ihre Such- und Entwicklungsvorgänge in produktiver Weise nützen können.

Das Wirken von Therapie ist vor allem durch Klienten-Variablen determiniert. Versteht man Klienten mit Tallman und Bohart (2001, S. 99) als „Magier“ der Selbstwirksamkeit, so fungieren Therapeuten als deren Assistenten, die jene „Bühne“ errichten, auf der Klienten ihre „Magie“ entfalten. Die Magie aber „... wird nicht von [...] Therapeutinnen geliefert, wenngleich sie die Mittel bereitstellen, um die Magie der Klientin zu mobilisieren, zu kanalisieren und zu fokussieren“ (Tallman & Bohart, 2001, S. 99). Dies zeigt sich unter anderem daran, dass erste lösungsrelevante Entwicklungen schon zwischen der telefonischen Erstanmeldung und dem Erstgespräch stattfinden können. Auch zeigen viele Klienten schon nach den ersten Therapiesitzungen deutliche Verbesserungen, auch wenn die Sitzungen noch gar nicht auf Veränderung fokussiert sind (*sudden gains, early rapid responses*; Heinzel et al., im Druck; Ilardy & Craighead, 1994, 1999; Kelly et al., 2007a, b; Snyder et al., 2001; Stulz et al., 2007; Tang et al., 2002, 2005, 2007).

Gemäß Orlinsky, Ronnestad und Willutzki (2004, S. 324) ist vor allem die Qualität der Partizipation von Klienten entscheidend für das Therapieergebnis. Diese Partizipation zeigt sich in ihrer Kooperationsbereitschaft, in ihrem Beitrag zur Therapiebeziehung, in ihrer emotionalen Expressivität, in der Bestätigung, die sie ihren Therapeuten vermitteln, in ihrem Sich-Öffnen, im Initiieren von Problem-Lösungs-Übergängen wie auch im Zur-Verfügung-Stellen ihres immanenten Lösungswissens.

Aus neurobiologischer Perspektive zeichnen sich Individuen dadurch aus, dass sie sich ihrer Umwelt gegenüber in einer je eigenen und ihnen gemäßen autonomen Art und Weise verhalten (Singer, 2011). Im Sinne des Autopoiese-Konzepts (Maturana, 1982) sind Individuen strukturdeterminierte und operational geschlossene Systeme, was bedeutet, dass Therapeuten Lösungsentwicklungen oder Lernprozesse ihrer Klienten nicht von außen vorgeben können. Therapeutische Anregungen stoßen immer an die Grenzen der Eigendynamik von Klienten (Willke, 1988). Therapeuten können nicht „Unbewegtes“ bewegen; sie können nur das, was schon in Bewegung ist, in neue Bahnen lenken, indem sie wiederholt Anstöße in eine bestimmte Richtung geben (Grawe, 2004). Vor dem Hintergrund eines Verständnisses eigendynamischer und selbstorganisierender Humansysteme ist Therapie letztlich nur als Selbständerung von Klienten verständlich (Bohart & Tallman, 2010; Prochaska et al., 1994).

3.5.2 Übertragung

„There are many factors which contribute to the sort of power relation that create a context for what is known as transference" (White, 2000, S. 108). Das Erleben der therapeutischen Beziehung durch Klienten ist vor allem durch das Beziehungsangebot des Therapeuten, durch den Kontext der therapeutischen Begegnung, durch Erfahrungen von Klienten im Rahmen ihrer aktuellen Lebenswelt sowie durch ihre biografisch geprägten, affektlogischen „Lebensmelodien" (Russinger, 2004) determiniert.

Klienten, denen es schwer fällt, soziale Beziehungen aufrechtzuerhalten oder die vor Beginn einer Therapie schlechte Familienbeziehungen erlebt haben, entwickeln zumeist weniger starke therapeutische Bündnisse. Klienten hingegen, die vor einer Therapie vorrangig positive Interaktionserfahrungen gemacht haben, sind auch in höherem Maß um die Entwicklung einer positiven Interaktion mit dem Therapeuten bemüht (Bachelor & Horvath, 2001, S. 166). Klienten mit einem Hintergrund sicherer Bindungserfahrung tendieren dazu, ihre Therapeuten als interessiert und akzeptierend wahrzunehmen, während Klienten mit unsicherer Bindungserfahrung ihren Therapeuten tendenziell mit Misstrauen begegnen und fürchten, zurückgewiesen zu werden (Bachelor & Horvath, 2001, S. 166). Unsichere Bindungserfahrungen gehen zumeist mit erhöhter Vulnerabilität einher. So liegt es nahe, dass Klienten Fragen, Kommentare, nonverbale Äußerungen des Therapeuten unter Umständen in einer Weise interpretieren, die in eine Bestätigung negativer Annahmen und Narrative über das eigene Selbst und/oder soziale Andere mündet. Im ungünstigen Fall bestätigt sich in der Therapiebeziehung das, was Klienten ohnehin bereits „wissen": Dass sie nicht liebenswert sind, dass sie ihr Leben und ihre Beziehungen nicht zu beeinflussen vermögen, dass die Welt ungeordnet und undurchschaubar ist.

Verschiedene Merkmale machen Einzeltherapie zu einem Kontext, der Klienten in besonderer Weise zu einer „Übertragung" von Beziehungsschemata einlädt. Hierzu trägt bei, dass der Therapiedialog in Analogie zur Erfahrung frühkindlicher Bindung einseitig auf die Person des Klienten ausgerichtet ist, dass es sehr persönliche, oft schmerz- und schambesetzte Erfahrungen von Klienten sind, die den Gegenstand des gemeinsamen Dialogs bilden, und dass Therapiethemen über Affektbrücken häufig eng mit negativen Beziehungserfahrungen verwoben sind. „Übertragung" – so Grawe, Donati und Bernauer (1994, S. 704) – „ist ubiquitär: Man kann nicht nicht übertragen." Übertragung umschreibt die Einladung von Klienten an ihr therapeutisches Gegenüber, in einer Weise zu handeln, welche ihre dominanten Grundannahmen über sich, über soziale Andere und die Welt bestätigt.

Unsere frühen Bindungserfahrungen sind neben anderen Faktoren konstitutiv für unsere grundlegenden affektlogischen Lebensmelodien und für die Art und Weise, in der wir Mitmenschen begegnen. Im günstigen Fall lernen wir in frühen Jahren, dass wir willkommen, wertvoll und liebenswert sind, dass wir auf unser Selbst, auf soziale Andere und die Welt

Einfluss nehmen können, dass unser Selbst, das Verhalten sozialer Anderer und die Welt, in der wir leben, einer kohärenten, vorhersagbaren und einigermaßen beständigen Ordnung folgen. Im ungünstigen Fall lernen wir, dass wir ungeliebt und unbedeutend sind, dass wir in Bezug auf uns selbst, auf soziale Andere und die Welt nichts bewegen und keinen Einfluss nehmen können, dass unser Selbst und die Welt, in der wir leben, keine berechenbare Ordnung bieten, dass sie unvorhersagbar und inkohärent sind.

Welche affektlogischen Lebensmelodien in unserem Leben vorherrschen, ist eng mit zentralen biografischen Erfahrungen verwoben. Diese biografischen Erfahrungen korrespondieren mit zentralen menschlichen Erzählthemen wie Verlust, Entbehrung, Einengung, Kränkung, Bedrohung und Überforderung (Grossmann, 2000). Verhalten sich Therapeuten in einer Weise, die bei Klienten gegebene Erzählthemen im Kontext der therapeutischen Beziehung reaktualisieren, so trägt dies zur Verfestigung negativer Lebensmelodien bei.

So bestätigt sich eine Lebensmelodie des Verlusts, wenn Therapeuten die Therapie von sich aus unerwartet beenden. So bestätigt sich eine Lebensmelodie der Entbehrung, wenn Klienten Therapeuten als distanziert und wenig empathisch erleben. So bewahrheitet sich eine Lebensmelodie der Einengung, wenn Therapeuten die Autonomie ihrer Klienten einschränken. So bestätigt sich eine Lebensmelodie der Kränkung, wenn Therapeuten eine vorwiegend defizitorientierte Perspektive in Bezug auf ihre Klienten einnehmen. So verfestigt sich eine Lebensmelodie der Bedrohung und Unsicherheit vor dem Hintergrund vorwurfsvoller, anklagender, vager oder provokativer Äußerungen von Therapeuten oder wenn diese eine sexuelle Beziehung mit Klienten eingehen oder einzugehen versuchen. So bestätigt sich eine Lebensmelodie der Überforderung, wenn Therapeuten Erwartungen an ihre Klienten stellen, welche deren Möglichkeiten und Fähigkeiten übersteigen.

Jenseits jener Begrenzungen, die sich aus therapeutischen Fehlern oder einer mangelnden Passung des therapeutischen Vorgehens ergeben, birgt jedwede Therapie grundsätzliche Begrenzungen und Einschränkungen. Zu diesen zählen die im Therapiekontrakt vereinbarte Dauer von Therapie, die vereinbarte Therapiefrequenz, die Begrenzung des Kontakts auf die Therapiestunden und den Therapieraum. Und zuweilen birgt Therapie auch Unvorhergesehenes – etwa den durch Krankheit des Therapeuten begründeten Ausfall von Therapiestunden – was Teil jedes Lebens ist. Diese Begrenzungen lassen sich positiv als Teil des „Realitätsprinzips" lesen, dennoch werden sie von vulnerablen Klienten unter Umständen als Wiederholung von Instabilität, von Entbehrung oder anderem wahrgenommen.

Zu einem Erstgespräch kam eine junge Frau, die Therapie mit der Hoffnung aufsuchte, ein Wechsel des Therapeuten würde ihr helfen, ihren gegebenen Leidenszustand zu lindern oder sich besser mit diesem auszusöhnen. Sie erzählte von den aktuellen Bürden, die sie tragen musste: von ihrer Einsamkeit, weil „niemand sie aushielt" und sie umgekehrt „niemanden aushielt"; von einem vor einem halben Jahr erfolgten längeren stationären Aufenthalt, der sie zwar unterstützt, zugleich aber auch bedrückt hatte, da er mit der Zuschreibung einer schweren psychiatrischen Diagnose und der Prognose verbunden war, dass sie ihre hohe antipsychotische Medikation lebenslang würde aufrechterhalten müssen.

Seit dem erstmaligen Auftreten ihrer Symptomatik hatte sie eine Vielzahl von Psychotherapeuten aufgesucht, bis sie endlich vor eineinhalb Jahren einen Kollegen gefunden hatte, den sie als sympathisch und hilfreich erlebt hatte. Der Kontakt zu ihm war auch während ihres stationären Aufenthalts aufrecht geblieben, so dass sie die Therapie nach ihrem Klinikaufenthalt in hoher Frequenz wieder aufgenommen hatte. Warum dachte sie dann daran, zu einem anderen Therapeuten zu wechseln? Sie erzählte, dass ihr Therapeut laut eigener Beschreibung kein Spezialist für das ihr zugeschriebene Störungsbild sei; er könne ihr auf ihre Frage, wie sie mit der nun diagnostizierten Erkrankung leben könne, keine eindeutige Antwort geben.

Nachdem sie mir dies erzählt hatte, teilte ich ihr mit, dass ich ihr keine therapeutische Zusammenarbeit anbieten würde, da ich aufgrund ihrer Darstellung den Eindruck gewonnen hätte, dass ihr ihre derzeitige Therapie in hohem Maß hilfreich war und ich ihr nichts vergleichbar Gutes anbieten könne. Ihr Therapeut sei offensichtlich jemand, der sie „aushalte" und den sie „aushalte" (was sie bestätigte); er sei ihr sympathisch, er stehe ihr in hoher Frequenz zur Verfügung und er sei ihr hilfreich – drei Aspekte, die meiner Erfahrung nach und nach meinem Stand des Wissens um die Wirkfaktoren von Therapie von weit größerer Bedeutung seien, als jene einer möglichen störungsspezifischen Kompetenz.

Die Frage, wie sie mit ihrer Erkrankung leben solle, sei eine, die ich ihr ebenso wenig wie ihr gegenwärtiger Therapeut beantworten könne. Die einzige Person, die dazu imstande sei, sei sie selbst. Sie sei eine unverwechselbare Persönlichkeit mit einer unverwechselbaren Geschichte in einer unverwechselbaren Lebenssituation. Die Lösung, die sie für ihre Frage finden würde, müsse daher ebenfalls eine unverwechselbare sein. Wie ihr Therapeut könne ich ihr nur Fragen stellen, die ihr für das Finden ihrer unverwechselbaren Lösung hilfreich wären.

Sie hörte mir aufmerksam zu; sie weinte ein bisschen. Meine Absage bestätigte möglicherweise ihr zentrales Beziehungsschema des „Niemand hält mich aus", auch wenn ich hoffte, dass mein Bemühen um Empathie und Verständnis dem entgegenwirkte. Nach einer Würdigung ihrer Offenheit im Therapiegespräch nahmen wir voneinander Abschied.

3.5.3 Beziehungstestungen

Vor dem Hintergrund erhöhter Vulnerabilität reaktivieren Klienten in Therapien nicht nur negative Schemata der Beziehungserfahrung, sondern auch Schemata der Beziehungsgestaltung, welche die therapeutische Kooperation erschweren.

Für manche Klienten ist es zentral bedeutsam, ein hohes Maß an Kontrolle auszuüben. Sie geben Therapeuten Anweisungen für adäquate Hilfestellung, sie kritisieren oder beschuldigen sie, sie weisen therapeutische Interventionen zurück, sie stellen die Kompetenz des Therapeuten in Frage. Andere Klienten verhalten sich schweigsam und zurückhaltend; sie thematisieren unter Umständen ausschließlich sachliche Aspekte ihrer Erfahrung, wahren Distanz oder brechen eine Therapie frühzeitig ab. Wieder andere Klienten tendieren dazu, ihre Therapeuten zu idealisieren, sie betonen ihre Angewiesenheit auf therapeutische Hilfe, sie signalisieren Hilflosigkeit, sie unterlassen Kritik, Widerspruch oder Hinterfragung, sie sind um ein hohes Maß an Nähe zu und Konsens mit ihren Therapeuten bemüht.

Die Gestaltung der Therapiebeziehung durch Klienten weist zum einen auf das Kooperationsverhalten des Therapeuten hin: Eine eingeschränkte Kooperation von Klienten ist vielfach eine Antwort auf eine eingeschränkte Kooperation von Therapeuten. Diese manifestiert sich z. B. als unzureichendes Verstehen von leidvoller Erfahrung, als mangelnde Abstimmung in Bezug auf die Ziele von Klienten, als unzureichende Beachtung möglicher Ambivalenz hinsichtlich Veränderung, als zu geringe (oder auch zu einseitige) Ressourcenorientierung, als mangelnde Passung und Taktung im interventiven Handeln, als Einschränkungen der Präsenz, als zu rasche oder zu lineare Anregung von Problem-Lösungs-Übergängen und anderes.

Die Gestaltung der Therapiebeziehung durch Klienten verweist zum anderen auf die Art und Weise, wie Klienten Beziehungen zu wichtigen sozialen Anderen in ihrer aktuellen Lebenswelt gestalten, und sie verweist auf Stile der interaktionellen Bewältigung zentraler biografischer Erzählthemen.

Mit Curtis und Silberschatz (1996) lässt sich das in der Therapie aktualisierte Beziehungsverhalten von Klienten als eine „Testung" ihres Gegenübers interpretieren. Diese Testung betrifft die Wertschätzung und Empathie von Therapeuten, ihre Authentizität, ihre Verlässlichkeit, ihre Kompetenz, ihre Kooperationsfähigkeit, ihre Frustrationstoleranz und anderes. Dabei lassen sich zweierlei Arten von Beziehungstests unterscheiden (Ambühl, 1992; Brockmann & Sammet, 2003). In *Übertragungstests* veranlassen Klienten ihre Therapeuten (unbewusst) dazu, auf ihr aktualisiertes Beziehungsverhalten in einer Weise zu reagieren, die dem Beziehungsverhalten zentraler früherer oder gegenwärtiger Bezugspersonen ähnlich ist. Erkundet wird in dieser Testung etwa, ob Therapeuten auf ein Äußern von Kritik in analoger Weise sanktionierend reagieren, wie dies gegebenenfalls bei einer elterlichen Bezugsperson der Fall war. Übertragungstests lassen sich vor diesem Hintergrund z. B. als Reaktualisierungen früher(er) Beziehungserfahrungen aus der Perspektive eines „Opfers" lesen.

„Übertragung beinhaltet zwar Erwartungen, Befürchtungen und Beziehungsinhalte, die ihre Wurzeln in historischen Beziehungserfahrungen haben, sie beinhaltet aber bei näherer Betrachtung immer zwei Beziehungsangebote. Erst einmal eines, das den Beziehungspartner dazu verführt, in der (historisch) vertrauten Weise zu reagieren [...]. Diese Inszenierung würden wir als den eher regressiven Teil bezeichnen. Genau genommen sind wir erst dann berechtigt, von Wiederholung zu sprechen, wenn sich diese Verführung als erfolgreich erweisen sollte und der Partner entsprechend den negativen Erwartungen darauf reagiert. Der andere Teil des Beziehungsangebots kann als der progressive bezeichnet werden, denn der Patient erwartet auch und vor allem, dass der Therapeut nicht im Sinne der Verführung reagiert, sondern im Gegenteil eine Türe zu neuen Beziehungserfahrungen öffnen hilft" (Frischenschlager, 1995, S. 168).

In Rollenumkehrtests erfolgt eine Testung des Therapeuten vor dem Hintergrund einer (unbewussten) Absicht des „Lernens am Modell": Der Klient nimmt die Position eines „Täters" ein und erkundet, wie sein Therapeut die damit verbundene Erfahrung als „Opfer" meistert. Getestet und geprüft wird, ob er sich in einer Weise verhält, die der eigenen Form der Bewältigung gleicht und wie seine Reaktion sich von dieser unterscheidet. Rollenumkehrtests stellen Reaktualisierungen früherer wie gegenwärtiger Beziehungserfahrungen aus der Perspektive eines „Täters" dar, die eine Überprüfung und im guten Fall eine Erweiterung interaktioneller Handlungsschemata ermöglichen.

3.5.4 Die Gestaltung der Therapiebeziehung

Beziehungstestungen von Klienten vollziehen sich überwiegend in einem nicht bewussten bzw. impliziten Modus. In gleicher Weise sind durch Therapeuten angebotene positive Beziehungserfahrungen im Rahmen einer Therapie vor allem implizite Erfahrungen; sie sind Transformationserfahrungen, die zumeist nicht von bewusster Aufmerksamkeit von Klienten begleitet sind.

Im Kontext hilfreicher Therapie machen Klienten die Erfahrung, dass sie als Personen wichtig, anerkannt und bedeutsam sind, dass der Ort „Therapie" als affektiv bedeutsamer Ausschnitt der Welt Ordnung, Sinn und Struktur birgt, dass dieser Ort beeinflusst und mitgestaltet werden kann. Diese Erfahrung ist ebenso wichtig wie all die inhaltlichen Unterschiede, die Therapie anzuregen versucht.

Im guten Fall erweist sich die Therapiebeziehung als Kontext der Erweiterung und Verwandlung. Sie ermöglicht dem Klienten Erfahrungen, die im Gegensatz zu seinen bisherigen Lebensmelodien stehen. Hilfreich hierfür ist eine „komplementäre Beziehungsgestaltung" von Therapeuten (Caspar et al., 2005), wenn sie etwa auf eine affektlogische Lebensmelodie des Verlusts mit Stabilität und Kontinuität reagieren, wenn sie einer Lebensmelodie der Entbehrung mit Präsenz begegnen, wenn sie eine Lebensmelodie der Kränkung mit expliziter Ressourcenorientierung beantworten, wenn sie einer Lebensmelodie der Einengung eine bewusste Betonung der Autonomie von Klienten gegenüberstellen, wenn sie eine Lebensmelodie der Bedrohung und Unsicherheit mit Respekt und einem eindeutigen Wahren der Grenzen von Klienten beantworten, wenn sie einer Lebensmelodie der Überforderung mit einem Bemühen um Vorsicht und Behutsamkeit begegnen.

Hilfreich ist Therapie, wenn Therapeuten gelassen auf eine „Einladung" zu Kampf und Konkurrenz reagieren, wenn sie mit Wertschätzung und Verständnis auf eine Ankündigung oder „Androhung" des Therapieabbruchs antworten, wenn sie unaufgeregt auf eine Infragestellung von Therapie oder ihrer therapeutischen Kompetenz reagieren, wenn sie (über-)fordernden Ansprüchen von Klienten mit realitätsgerechten Abgrenzungen begegnen, wenn sie darum bemüht sind, ihr Vorgehen in hohem Maß transparent zu gestalten und fortlaufend mit dem Klienten abzustimmen (Caspar et al., 2005).

Hilfreiche Therapeuten begegnen einer dominanten Copingstrategie des Rückzugs von Klienten mit Geduld, Verständnis und Wertschätzung. Sie akzeptieren die Tatsache, dass Klienten sich verschließen und nur minimal in den Dialog einbringen als deren momentan beste Möglichkeit, mit der Welt zurechtzukommen. Hilfreiche Therapeuten begegnen Strategien der „sozialen Entsprechung" von Klienten mit einem Zumuten und Zutrauen von Selbstwirksamkeit, und sie relativieren ihre etwaige Idealisierung durch Klienten durch eine Hervorhebung ihrer eigenen Lösungsbeiträge. Voraussetzung für eine komplementäre Beziehungsgestaltung ist ein Verständnis der Bedürfnisse und motivationalen Ziele (Annäherungs- und Vermeidungsziele) von Klienten. Ein möglicher Zugang hierzu eröffnet sich mit der sogenannten *Plananalyse*. Es handelt sich hierbei um ein Fremdbeobachtungsverfahren, mit dessen Hilfe Motiv- bzw. Planstrukturen auf der Grundlage von Videoaufzeichnungen (z. B. eines Ausschnitts einer Erstsitzung) und anderer Informationen über den Klienten erschlossen werden können (Caspar, 2000). Die kompetente

Durchführung einer Plananalyse, die zu einer Hierarchie von Plänen mit Bezug auf konkrete, beobachtete „Operatoren“ (d.h. verbale oder non-verbale Verhaltensweisen) führt, ist allerdings nicht ganz unaufwändig. Der „Fragebogen zur Analyse motivationaler Schemata“ (FAMOS) ist ein Selbsteinschätzungsinstrument, der die individuelle Bedeutung von motivationalen Schemata bzw. Annäherungs- und Vermeidungszielen von Klienten fokussiert (Grosse Holtforth & Grawe, 2002).

Geht eine Thematisierung der Kooperations- und Arbeitsbeziehung von Klienten aus, so machen diese im guten Fall die Erfahrung, dass Therapeuten ihre Kritik und Infragestellung produktiv und wertschätzend handhaben, und dass ihre Offenheit nicht in eine abwehrende Reaktion, in ein Ausweichen oder in den Versuch, eine überlegene Position beizubehalten, mündet. Therapeuten sollten „... negative Reaktionen gegen sich zulassen, jedoch nicht willentlich herbeiführen. [Der Therapeut] sollte wachsam sein bezüglich Anzeichen von Ärger, Enttäuschung und Frustration, die der Patient in der therapeutischen Beziehung erlebt. Er sollte besonders vorsichtig vorgehen, um nicht wertend zu sein“ (Beck & Freeman, 1999, S. 57). In ähnlicher Weise plädiert Rogers (1972, S. 192) dafür, dass Therapeuten die Kritik ihrer Klienten in gleicher Weise wie andere Einstellungen von Klienten beantworten sollten, nämlich mit Verständnis und Akzeptanz. Diese Haltung berücksichtigt, dass viele Klienten für sie negative Aspekte der Therapiebeziehung nur dann zum expliziten Thema des gemeinsamen Dialogs machen, wenn sie sich in der therapeutischen Begegnung ausreichend sicher fühlen.

Unter welchen Bedingungen können Therapeuten die Therapiebeziehung oder die Art der Kooperation von Klienten in produktiver Weise thematisieren? Vor dem Hintergrund unsicherer Bindungserfahrung erleben Klienten diese Thematisierung tendenziell als abwertend, sie werten es als ein Zeichen ihres „Nicht-Genügens“, als bedrohlich und/oder als verunsichernd. Spricht ein Therapeut seine Wahrnehmung des von Klienten ihm gegenüber aktualisierten Beziehungsverhaltens an, sollte er dies in einer Weise tun, die Klienten nach Möglichkeit als positive Hilfestellung erleben. Dies ist am ehesten im Kontext von Wertschätzung und Behutsamkeit der Fall.

4 Zwischenevaluierungen und Therapieabschluss

4.1 Zwischenevaluierungen und Feedbackgespräche

Im Verlauf einer Therapie wiederkehrende Zwischenevaluierungen dienen der Reflexion der von einer Klientin wahrgenommenen Veränderung sowie der Reflexion des Therapieprozesses und der Therapiebeziehung. Inhaltlich kreisen therapeutische Zwischenevaluierungen um ein Sichten des „Lands vor uns und des Lands hinter uns" (Guterson, 1999).

Unter anderem kann es dabei um folgende Fragen gehen:
- Was wurde bislang erreicht? Was wurde teilweise erreicht? Was blieb offen?
- Wie stabil sind vollzogene Entwicklungen?
- Welche Beiträge, Strategien und Ressourcen von Klientinnen ermöglichten gegebene Veränderungen?
- Worin bestanden die Beiträge wichtiger sozialer Anderer?
- Welche Foki und Inhalte sollten in weiteren Gesprächen thematisiert werden?
- Welche (neuen) Ziele treten in den Vordergrund?
- Worin bestanden hilfreiche oder nicht bzw. weniger hilfreiche Beiträge der Therapeutin?
- Welche methodischen Vorgehensweisen erwiesen sich bislang als nützlich?

Abgestimmt auf diese Reflexionen sowie auf den von Klientinnen formulierten Bedarf können Zwischenevaluierungen auch Veränderungen oder Erweiterungen des Therapiekontrakts zur Folge haben.

Unter einem diagnostischen Blickwinkel stellen Zwischenevaluierungen und Feedbackgespräche eine zentrale Möglichkeit der Therapieoptimierung dar: Sie erlauben die Verortung der Übereinstimmung zwischen Therapieziel und vorläufigem Therapieergebnis und dienen zugleich als Grundlage einer eventuellen Justierung oder Neuausrichtung des Therapiesystems, sei es in Bezug auf die Kooperation von Klientin und Therapeutin, sei es in der Prozessgestaltung, in der Wahl der interventiven Mittel, in der Bestimmung relevanter Themen, in der Überprüfung oder auch Neubestimmung von Therapiezielen und/oder in der Bestätigung wie auch Modifikation des therapeutischen Rahmenkontrakts.

Wie empirische Ergebnisse bestätigen, haben Zwischenevaluierungen deutlich positive Effekte. Diese Effekte sind unabhängig von den jeweils verwendeten Therapieansätzen: „Feedback methods are generic in nature and not tied to a single therapy modality [...]. Feedback improves outcome regardless of the model practiced: the feedback process does not dictate what technique is used but rather is a vehicle to modify any delivered treatment for client benefit" (Sparks & Duncan, 2010, S. 376f.).

Therapiefeedback hat zudem psychohygienische Bedeutung: Belastung durch die therapeutische Tätigkeit entsteht für Therapeutinnen unter anderem dann, wenn für sie keine ausreichende Rückmeldung über die Qualität der Arbeit vorliegt. Um die Frage nach Therapiefortschritten beantworten zu können, bedürfen Therapeutinnen der Rückmeldung ihrer Klientinnen auf der Grundlage abgestimmter Qualitätskriterien.

Eine Anregung für Themen und Fragestellungen bei SNS-basierten Feedback- und Therapiegesprächen wird im Band 1 dieser Reihe (Schiepek et al., 2013a, S. 55 ff.) gegeben. Bei der Arbeit mit dem SNS werden adaptive Indikationsentscheidungen und Therapieevaluationen häufig gemeinsam mit dem Klienten durchgeführt und durchziehen als kooperatives, partnerschaftliches Prozessmanagement auf konkreter Datenbasis den gesamten Prozess. Versteht man Therapie im Sinne des synergetischen Prozessmanagements als Kaskade von Ordnungsübergängen von Fühl-Denk-Verhaltensmustern, so sind diese Ordnungsübergänge und die sie begleitenden und vorbereitenden kritischen Instabilitäten vor allem mit Hilfe eines internetbasierten Prozessmonitorings zu erkennen. Ordnungs- oder Phasenübergänge aber bilden die zentralen Momente des bio-psycho-sozialen Systemprozesses „Therapie“ (Schiepek et al., 2013b; Schiepek et al., im Druck).

Eine andere Möglichkeit der Prozessevaluierung erschließt sich im Arbeiten mit Zeitlinien:

In der Zwischenevaluation einer auf zwei Jahre vereinbarten Einzeltherapie bat ich die Klientin, ihre Erfahrung des Therapieprozesses mit Hilfe einer Zeitlinie, die sie mittels eines Seils, das sie quer durch den Therapieraum legte, zu veranschaulichen. Der Anfang des Seils markierte ihre Problemerfahrung zu Beginn der Therapie, das Ende des Seils ihre Hoffnung auf die vollständige Auflösung ihrer Zwänge und anderer einschränkender Fühl-Denk-Verhaltensmuster, die den Anlass zur Therapie gebildet hatten.

In dieser Zwischenevaluation griffen wir auf jene Metaphorik zurück, welche die Klientin bereits im Erstgespräch verwendet hatte: auf die Metaphorik der Berge bzw. Gebirgszüge, die sie im Lauf der Therapie zu überschreiten hoffte. Ich bat sie, von oben, aus der Perspektive eines über dieser Zeitlinie schwebenden Vogels, auf den dargestellten Entwicklungsweg zu blicken. An welcher Stelle des Wegs befand sie sich gegenwärtig? Sie setzte ein Markierungszeichen mit Hilfe eines Symbols, das anzeigte, dass sie zwei Drittel ihres erhofften Wegs schon zurückgelegt hatte. Woran machte sie die erreichten Veränderungen fest? Woran waren sie für wichtige Bezugspersonen erkennbar? Welche Gebirgszüge lagen bereits hinter ihr? Für jeden wählte sie ein Symbol, das sie an einer passenden Stelle des Seils positionierte. Welche ihrer Fähigkeiten hatten zu ihrer Überwindung beigetragen? In welcher Weise hatten wichtige Mitmenschen sie dabei unterstützt? Was hatte ihr im Rahmen unserer Gespräche geholfen?

Nach dem Blick zurück wendete sich unsere Aufmerksamkeit auf den noch vor ihr liegenden Weg. Welche Berge lagen noch vor ihr? Ich bat sie, diese ebenfalls mit Symbolen zu markieren. Aus ihrer Beschreibung ergaben sich eine Priorisierung jener Themenstellungen, die sie in weiteren Therapiesitzungen fokussieren wollte und damit eine inhaltliche Neuausrichtung der Therapie.

4.2 Die Prozessarchitektur therapeutischer Abschlussgespräche

Therapeutische Zwischenevaluierungen und therapeutische Abschlussgespräche folgen in der systemischen Einzeltherapie einer annähernd gemeinsamen Architektur: Auf die Eingangsphase und der Retrospektion folgt die Festlegung des Stundenthemas, die Evaluierung der Veränderung, die Rekonstruktion von Veränderungsstrategien und -beiträgen, die Prognose weiterer Entwicklung sowie die Verabschiedung von Klientin und Therapeutin (vgl. Abb. 18).

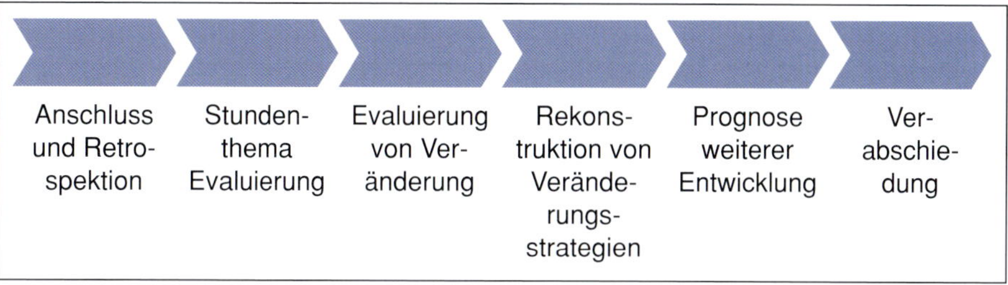

Abbildung 18: Die Architektur des Abschlussgesprächs

Gleich Folgegesprächen beginnen Abschlussgespräche, die über ein einzelnes Therapiegespräch hinausgehen können und nicht selten eine aus mehreren Gesprächen bestehende Abschlussphase beinhalten, mit einer Erkundung des aktuellen Befindens von Klientinnen sowie der seit dem vorangegangenen Therapiedialog realisierten Veränderungen. In diesem Zusammenhang werden auch Auswirkungen der in den Therapiegesprächen mitgegebenen Empfehlungen angesprochen. In einem nächsten Schritt wird der Therapieabschluss im gemeinsamen Dialog thematisiert und ein eventuell in Zusammenhang damit gegebener Bedarf der Klientin ermittelt: Was wäre vor dem Therapieabschluss bzw. der Auflösung der Therapiebeziehung für sie hilfreich und notwendig?

Im Rahmen der Veränderungsevaluation wird untersucht, welche der von der Klientin im Erstgespräch genannten Problemthemen eine produktive Veränderung oder Auflösung erfahren haben. Welche Therapieziele wurden erreicht, welche nur partiell und welche nicht? Haben sich Ziele verändert und sind eingangs noch nicht genannte Ziele dazu gekommen? Verwandlungen werden hier sowohl aus der Innenperspektive der Klientin wie auch aus einer Außenperspektive – jener wichtigen Personen im sozialen Netzwerk, jener der Therapeutin – betrachtet. Erkundet wird zudem, mit welchen Auswirkungen die in und während der Therapie erfolgten Veränderungen verbunden sind.

Weiterhin geht es darum zu klären, mittels welcher Strategien und Ressourcen Klientinnen vollzogene Veränderungen initiierten und verwirklichten. In diesem Zusammenhang werden auch die Beiträge von Personen im sozialen Umfeld wie auch jene der Therapeutin zu beschriebenen Veränderungen fokussiert und gewürdigt.

In der Bearbeitung der möglichen weiteren Entwicklung der Klientin können beschriebene Veränderungen hinsichtlich ihrer Stabilität oder Krisenanfälligkeit bewertet werden. Man kann in diesem Zusammenhang mögliche Vorfalls- bzw. Rückfallszenarien durchdenken:

- Was wären mögliche Kontexte eines Wiederauftretens von ursprünglich gegebenen Problemstellungen?
- Welche Stressoren könnten dieses Wiederauftreten begünstigen?
- Wie könnte die Klientin sie (in paradoxer Weise) aktiv herbeiführen?
- Auf welches Fühlen, Denken und Verhalten müsste sie in diesem Zusammenhang zurückgreifen?

- Was wären mögliche Zeichen einer negativen Entwicklung?
- Wie würden sich mögliche „Gefahrenstufen" und welche möglichen Arten von Vor- oder Rückfällen unterscheiden lassen?
- Wie würde die Klientin möglichen Gefahrenstufen begegnen? Auf welche Gegenstrategien und Ressourcen würde sie dabei zurückgreifen?

In analoger Weise lassen sich auch Szenarien der Stabilisierung und/oder der positiven Weiterentwicklung ansprechen:
- Wie kann die Klientin eine weitere Stabilisierung bzw. positive Entwicklung ermöglichen oder aktiv fördern?
- Welcher Rahmenbedingungen und welcher Unterstützung durch soziale Andere bedarf sie in diesem Zusammenhang?
- Wer kann dazu beitragen?
- Mit welchen Auswirkungen wären diese verbunden?
- Welche der im Kontext von Therapie utilisierten Strategien und Ressourcen oder welche anderen Hilfen kann sie dafür nützen?

Im letzten Abschnitt des Dialogs nehmen Therapeutin und Klientin voneinander Abschied.

4.3 Die Auflösung der Therapiebeziehung

Im Zentrum der Auflösung des Therapiesystems steht die Auflösung der therapeutischen Beziehung: „Gegen Ende der Therapie verhilft der Therapeut dem Klienten verstärkt zur Autonomie und Unabhängigkeit und lockert somit die Beziehung in dem Ausmaß, in dem der Klient keine weiteren therapeutischen Hilfen mehr benötigt" (Kanfer et al., 1991, S. 169).

Für viele Klientinnen ist der Abschied aus einer Therapie eine große Herausforderung, da er sie unter Umständen an frühere Abschiede oder Verluste erinnert. Viele Klientinnen sind zudem unsicher, ob ihr Weg ohne therapeutische Begleitung und Hilfe gut verlaufen wird. In diesem Zusammenhang ist es hilfreich, wenn die Therapeutin das vereinbarte Therapieende in vorangehenden Therapiegesprächen wiederholt thematisiert und gemeinsam mit der Klientin erkundet, was im Zusammenhang damit für sie wichtig und hilfreich wäre. Unter Umständen ist es sinnvoll, von Klientinnen bereits erlebte oder gelebte Modelle produktiven Abschiednehmens zu rekonstruieren. Eine andere Unterstützungsmöglichkeit bieten therapeutische Abschiedsrituale.

> In einem Abschlussgespräch bat ich eine Klientin, die Therapie aufgrund ihrer Suizidgedanken, ihres selbstverletzenden Verhaltens, ihrer bulimischen Attacken und ihrer Stimmungslabilität aufgesucht hatte, eine Zeitlinie im Raum zu legen. Sie beschrieb wesentliche Veränderungen und benannte damit verbundene Ressourcen und Lösungsstrategien, die sie im Verlauf der über zwei Jahre geführten Gespräche entwickelt und genützt hatte. Worin bestand der für sie wesentlichste Teil der Therapie? Darin, dass sie alles erzählen konnte; dass sie ihre Gefühle ausdrücken konnte; dass ihr Sich-Zeigen vom Therapeuten nicht (negativ) gewertet wurde. Das habe ihr dabei geholfen, sich selbst anzunehmen.
>
> Abschlussgespräche gleichen der letzten Strophe eines Songs. Sie sind Verdichtung des Erzählten und zuweilen Hinweis auf all das, was noch kommen wird. Der schönste Abschluss

eines Albums den ich kenne, stammt von Lennon und McCartney. Er findet sich auf „Abbey Road" und lautet schlicht: „The End".

And in the end
The love you take
Is equal to the love you make.

4.4 Über Langsamkeit

Bio-psycho-soziale Leidenszustände sind nicht zuletzt Zeiterscheinungen: Ihre aktuelle Zunahme steht mit der Beschleunigung unserer Arbeits- und Lebenswelten in Zusammenhang. Unsere Gegenwart ist entscheidend durch Zeitverdichtung geprägt. Sie unterliegt einer Prämisse der bestmöglichen Nutzung von Zeit und folgt so einem einseitigen Imperativ der Ökonomisierung. „Es geht darum, aus der Zeit immer noch mehr verfügbare Augenblicke und aus jedem Augenblick immer noch mehr nutzbare Kräfte herauszuholen" (Foucault, 1976, S. 198). Unsere Psyche wie auch unser Körper aber halten – so scheint es – mit der gesellschaftlich erwünschten Geschwindigkeit des Lebens immer weniger Schritt.

Bio-psycho-soziale Leidenszustände lassen sich in diesem Zusammenhang auch als „Lösungsversuche" verstehen, als Versuche, den zunehmend schnellen Lauf der Zeit in beruflichen, partnerschaftlich-familiären und anderen sozialen Lebenswelten zumindest vorübergehend anzuhalten oder außer Kraft zu setzen. In diesem Zusammenhang sind sie als *acts of resistance* lesbar, als leidvolle Zeichen des Widerstands gegen die Beschleunigung unseres Daseins. Dieser Beschleunigung kann Therapie ein hohes Maß an Langsamkeit gegenüberstellen.

In der Zwischenevaluierung der Therapie mit einer Klientin, die rund um die Thematik einer zu Beginn dramatischen Überlastungssituation entstanden war, thematisierte diese eine für sie erlebbare Diskrepanz: Sie hatte ihre Belastungsfaktoren von 100 auf 20 Prozent reduziert, aber ihre Symptome, ihre Erschöpfung, ihre depressive Stimmung, ihre Reizbarkeit hatten sich nicht im selben Ausmaß reduziert. Sie haderte mit sich und ihrer Symptomatik. So sprachen wir über die Nicht-Linearität von Veränderung. Heilung stellt sich nicht ein, sobald sich Stressbelastung reduziert. Heilung vollzieht sich in einer allmählichen Erholung des Körpers und der Seele.

Die Therapiestunde erinnerte mich an einen Hoffnung vermittelnden Song der Rolling Stones: „Time is on my Side'". Seine Kraft bezieht er unter anderem aus der an ein Mantra erinnernden Redundanz seiner Abschlussverse:

Yes time, time, time is on my side, yes it is
Time, time, time is on my side, yes it is
Oh, time, time, time is on my side, yes it is
I said, time, time, time is on my side, yes it is
Oh, time, time, time is on my side
Yeah, time, time, time is on my side.

Therapeutische Langsamkeit birgt „äußere" wie „innere" Merkmale: Äußere wie jene der Therapielänge und der Dauer therapeutischer Gespräche, wie jene der (langen) Zeit, die im Therapiegespräch der Problemaktualisierung gewidmet wird, wie jene der Kleinräumigkeit von mehrfachen Problem-Lösungs- oder Ordnungsübergängen und der Aktivierung und Bahnung lösungsassoziierter Potenziale. Und innere wie jene der therapeutischen Haltung und der damit assoziierten Gestaltung der Therapiebeziehung.

Gegenwärtige Systemische Therapie ist vielfach eine *hasty therapy* (Lipchik, 1994): Gemäß Schiepek (1999, S. 108) beträgt die Sitzungszahl gegenwärtiger Systemischer Therapie zwischen 3 und 30 Stunden, wobei eine Therapiedauer von über 25 Sitzungen selten vorkommt. Die Therapiedauer liegt im Großteil der Fälle zwischen 3 und 12 Monaten. Diese Tendenz zu einer im Vergleich mit anderen Therapierichtungen sehr niedrigen Sitzungszahl zeigt sich auch in einer aktuellen österreichischen Studie zu Risiken, Nebenwirkungen und Schäden von Psychotherapie (Leitner et al., 2012, S. 59).

Begünstigt wird eine *hasty therapy* dadurch, dass sich therapeutische Veränderung nicht linear entfaltet: Bei etwa 50 % aller Klientinnen zeigen sich bereits nach etwa 8 bis 10 Sitzungen klinisch signifikante Veränderungen (Hubble et al., 2001a, S. 42), bei 75 % aller Klientinnen ergeben sich signifikante Verbesserungen nach durchschnittlich 26 Sitzungen. Mit zunehmender Dauer von Therapie verflacht die Wirkung offenbar – zumindest wenn man von einer negativ beschleunigten Dosis-Wirkungs-Kurve ausgeht[22]. 60 bis 70 % der Varianz der gesamten Veränderung lässt sich auf jene Veränderungen zurückzuführen, die sich in der Frühphase einer Therapie entwickeln (Snyder et al., 2001, S. 199). Dieses Verflachen lässt sich in vielen Fällen als Ausdruck abnehmenden Leidensdrucks bei zunehmender Problemauflösung verstehen. Bei den Klientinnen stellt sich eine Erfahrung hinreichender Veränderung ein, andere Lebensthemen als jene, die das Sinnthema der Therapie bilden, treten wieder in den Vordergrund.

Einer *hasty therapy* steht der Befund gegenüber, dass Psychotherapien im Durchschnitt erst nach zwei Jahren ihren Wirkzenit erreichen (Howard et al., 1986). Eine Behandlungsdauer von zwei bis drei Jahren führt im Vergleich zu einer Therapiedauer von unter einem Jahr zu einem verbesserten Therapieergebnis: „The advantages of long-term treatment hold not only for the specific problems that led to treatment, but for a variety of general functioning scores as well: ability to relate to others, coping with everyday stress, enjoying life more, personal growth and understanding, self-esteem and confidence" (Seligman, 1995, S. 971).

Welcher Zeitspanne Therapie bedarf, ist unter anderem von den Therapiezielen abhängig: Klientinnen, welche über eine Symptomauflösung hinausgehende Therapieziele anstreben, bedürfen einer längeren Therapie als jene, welche vorrangig auf konkrete bio-psycho-soziale Leidenszustände bezogene Therapieziele realisieren wollen. Mitentscheidend für die Dauer von Therapie ist das Ausmaß der Veränderungsmotivation von Klientinnen wie auch die Chronizität gegebener Problemstellungen. „Das System beantwortet besonders bei vielen chronisch festgefahrenen Verhaltensweisen und Symptombildern oft jeglichen

22 Neuere Prozessanalysen zeigen, dass Therapien sehr heterogene und individuelle, chaotische Verläufe nehmen und in allen, also auch späteren Therapiephasen *sudden gains* und Veränderungssprünge auftreten können (Schiepek et al., 2013a,b; Schiepek et al., im Druck).

Veränderungsanstoß mit Gegensteuerungen, die im Endeffekt auf die Wiederherstellung des Status quo ante hinauslaufen. Um mit solchen Gegensteuerungen fertig zu werden, bedarf es oft längerer Zeit und wiederholter Anstöße" (Stierlin, 1997, S. 358). Was es darüber hinaus sonst noch bedarf, wird auch in den ersten beiden Bänden dieser Reihe ausführlich diskutiert (Schiepek et al., 2013, Strunk & Schiepek, 2014).

Mitentscheidend für die Dauer von Therapie ist die Art der frühen Bindungserfahrung von Klientinnen. Klienten, die über eine Vorgeschichte schlechter Beziehungserfahrungen verfügen, bedürfen zumeist eines längeren Zeitrahmens (Asay & Lambert, 2001, S. 65). Mitentscheidend für die Therapielänge und -frequenz ist zudem die Art der Symptomatik, die zur Inanspruchnahme von Therapie veranlasst. Vor allem bei Leidenszuständen wie Drogenabhängigkeit, Essstörungen, rezidivierender Depression und Persönlichkeitsstörungen besteht eine erhöhte Rückfallgefährdung. Eine über zwei Jahre hinausgehende Therapiedauer ist zumeist bei Klientinnen mit folgenden Merkmalen indiziert: „They have more severe problems initially, are more likely to have an emotional disorder, are more likely to get medications, are more likely to see a psychiatrist" (Seligman, 1995, S. 973).

Längere Therapie ist vor allem dann indiziert, wenn bio-psycho-soziale Leidenszustände schon seit langer Zeit bestehen und die Eigendynamik der Störung, d.h. ihre rekursive Selbsterzeugung und die Autokatalyse von Teilsystemen einen zentralen Aspekt ihrer Stabilität darstellen. Längere Therapie ist auch erforderlich, wenn unterschiedsbildende Prozesse einer Basis hohen Vertrauens bedürfen: Nachhaltige Veränderungen stellen sich hier erst dann ein, wenn Klientinnen über ausreichende Zeit verfügen, ihre leidvolle Erfahrung rund um Problemhaftes erzählen zu können und ihr Erzählen auch gehört und gewürdigt wird.

Langsame Therapie folgt einem langsamen Herzschlag: Jedweder Veränderungsanregung von Therapeutinnen soll ausreichendes empathisches Verstehen vorausgehen, und jedwede Reaktion von Klientinnen auf eine Veränderungsanregung soll erneut mit empathischem Verstehen beantwortet werden. Dieses grundlegende Prinzip bestimmt die Mikroarchitektur ebenso wie die Mesoarchitektur langsamer systemischer Therapie (vgl. das generische Prinzip 6). Vor diesem Hintergrund nimmt in therapeutischen Folgegesprächen das Wiederherstellen der therapeutischen Bindung zu Anfang der Sitzung, das Reflektieren zwischenzeitlicher Entwicklungs- und Veränderungsprozesse von Klientinnen, die mit einer mitgegebenen Hausaufgabe verbunden waren, das Klären der Stundenthematik und seiner Verbindung zum übergeordneten Sinnthema der Therapie, die Bestimmung des erhofften Ergebnisses des Therapiedialogs, das Ausloten der Problemthematik und das Verstehen seiner Bedeutung, seiner Dynamik und Einbettung sowie das regelmäßige gemeinsame Evaluieren und Sichten von Erfahrungen breiten Raum ein. All dies geht einer Problemdissoziation, einem Aussäen von lösungsassoziierten Unterschieden wie auch einer Lösungsaktualisierung voraus.

Ist Zeit ein Wert an sich? Ich glaube ja. Mehr Zeit für Klientinnen bedeutet ein Mehr an Aufmerksamkeit, an Anteilnahme, an Bindungszeit. Mehr Zeit – sei es in einem Therapiegespräch, sei es in der Gesamtdauer von Therapie – vermittelt Klientinnen den Eindruck, dass sie und ihre Anliegen, ihre Not und ihre Sehnsüchte wichtig sind und ernst genommen werden. Mehr Zeit ermöglicht eine größere Chance, therapeutische Präsenz und das Angebot einer positiven Bindungserfahrung zu realisieren. Mehr Zeit bedeutet mehr Möglichkeiten zu verstehen, bedeutet mehr Passungsfähigkeit und mehr Genauigkeit im interventiven Vorgehen (generisches Prinzip 6).

Aus der Perspektive langsamer systemischer Therapie ist das Entwickeln von Lösungen durch Klientinnen das Ergebnis vieler einzelner kleiner Schritte. Therapeutische Verwandlung geschieht wesentlich in Vorgängen der Wiederholung, sie besteht in kleinen und kontinuierlichen, immer wieder aktivierten Veränderungen. Kleinschrittige Veränderungen bereiten die diskontinuierlichen Veränderungen (Phasen- oder Ordnungsübergänge) von Ordnern vor (vgl. Abb. 19).

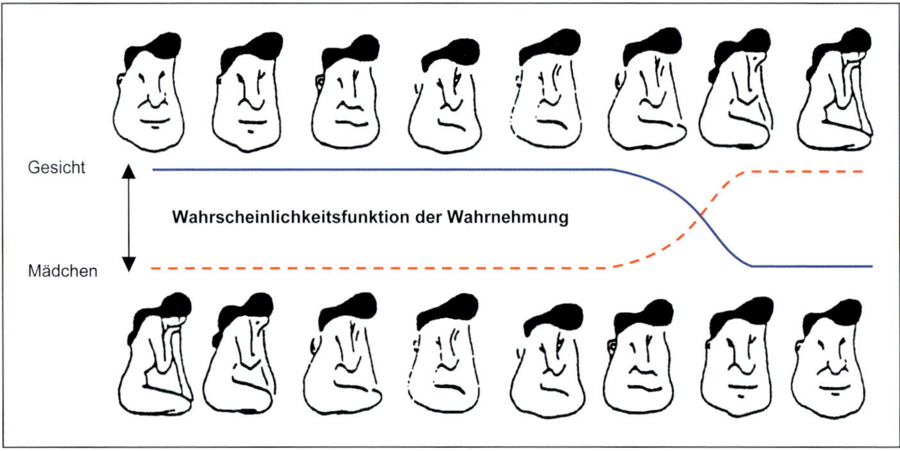

Abbildung 19: Kopf-Mädchen-Übergang. Die sukzessive, kleinschrittige Veränderung eines Ausgangsbilds lässt das Perzept schlagartig in eine neue Bedeutung kippen (vgl. Abb. 40 in Strunk & Schiepek, 2014, S. 86)

Langsame Therapie verwirklicht Entschleunigung. Klientinnen halten inne, reflektieren normalerweise rasch vor sich gehende innere oder äußere Vorgänge. Sie vergegenwärtigen sich Kontexte und Implikationen ihres Fühlens, Denkens und Verhaltens. Sie erkunden mögliche Abzweigungen und Variationen und deren Passen zu ihrer gegebenen Lebenswelt, zu ihren Zielen und Werten. „Der therapeutische Prozess, unter dem Aspekt des Umgangs mit Zeit betrachtet, ist ein An- und Innehalten: Einen Halt bekommen durch freundlichen Rückblick und bewertende Betrachtung des zurückgelegten Weges; im Sichten und frischen Erzählen des Vergangenen werden neue Selbstgeschichten entwickelt, die eine lebbare Richtung in die Zukunft weisen“ (Brandl-Nebehay, 2004, S. 113). Eine Anregung von Problem-Lösungs-Übergängen ist erst dann indiziert, wenn Klientinnen ihre Bereitschaft hierzu in Form spezifischer Marker signalisieren. Solche Marker sind verbale, para- und nonverbale Zeichen, die im Fluss eines persönlichen Entwicklungsprojekts anzeigen, dass Klientinnen dazu bereit sind, alternative Weisen der Selbstbeziehung zu erkunden und auszuloten. Der wahrscheinlich wichtigste Marker ist das nachdenkliche Innehalten und In-sich-Gehen. Wir lernen und entwickeln uns genau dann, wenn wir langsam lernen (vgl. das Phänomen des kritischen Langsamer-Werdens der Systemdynamik vor Ordnungsübergängen, Abb. 20).

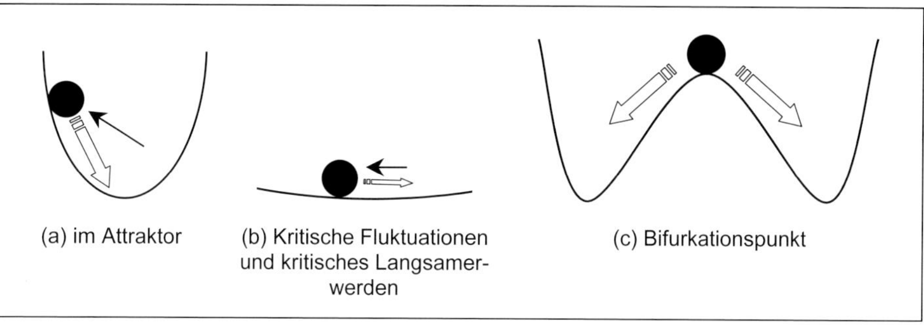

Abbildung 20: Kritisches Langsamerwerden der Systemdynamik resultiert aus der Verflachung eines vormals engen Potenzialtals vor dem Übergang in neun Attraktoren (Symmetriebrechung). In flacheren Tälern rollen die Kugeln länger, d.h. das destabilisierte Systemverhalten braucht länger, um sich zu restabilisieren. (vgl. Abb. 43 in Strunk & Schiepek, 2014, S. 92).

„Je besser der Song, desto einfacher klingt er" (Büttner, 1997, S. 226). In Folksongs sind die zentralen Unterschiedsideen zumeist in den Refrain eingewoben; diese Unterschiedsideen sind einfach, und sie kehren wieder und wieder. Ein Beispiel dafür ist Bob Dylans „Watching the River flow".

What's the matter with me,
I don't have much to say,
Daylight sneakin' through the window
And I'm still in this all-night cafe.
Walkin' to and fro beneath the moon
Out to where the trucks are rollin' slow,
To sit down on this bank of sand
And watch the river flow.

Manchmal sehe ich Therapie so, dass ich am Fluss sitze und zusehe, wie sich vor dem Hintergrund der Selbstwirksamkeit von Klientinnen Unterschiede in ihrem Fühlen, Denken und Verhalten nach und nach entfalten. Aus diesen Unterschieden und Mikrofluktuationen emergieren therapeutische Ordnungsübergänge.

5 Zum Abschied

Thema eines Therapiegesprächs mit einem Klienten bildete seine Gewohnheit, mit seinem Beruf und seiner Lebenssituation verbundene Erfahrungen der Frustration durch exzessives Trinken zu bewältigen. Er litt unter den psychischen wie physischen Nachwirkungen; er litt unter dem Widerspruch zwischen seinem Tun und seinen Zielen und Werten; er litt darunter, dass er nicht der war, der er sein konnte. Ich schlug ihm vor, mir seine Erfahrung zu veranschaulichen und bat ihn, mir diese Erfahrung aus der dissoziierten Perspektive eines Kinobesuchers darzustellen, der auf einer Leinwand – einer Wand des Therapiezimmers – die Szene eines alltäglichen Abends betrachtete. Schritt für Schritt beschrieb er mir seine dabei getroffenen Entscheidungen.

Sein Trinken diente guten Absichten: dem Abschalten nach einem anstrengenden Arbeitstag und der Belohnung für all das, was er im Lauf des Tages auf sich genommen hatte. Sein Trinken war ein „einfacher und schneller Weg“ dafür, sich „etwas Gutes zu tun“ und sich in einen entspannten Zustand zu versetzen; es war gleichsam eine Autobahn zur Befriedigung seiner Bedürfnisse.

Hatte es Zeiten gegeben, in welchen er nicht die „Autobahn“, sondern stattdessen eine „Landstraße“ genommen hatte, um gut für sich zu sorgen? Wir kamen ins Gespräch über einen zuweilen früher gewählten „Feldweg“, der darin bestand, nach der Arbeit zu duschen, in seinen alten Bademantel zu schlüpfen und den Abend bei einer Kanne Tee lesend ausklingen zu lassen. Dieser Feldweg erinnerte ihn an einen realen Feldweg nahe seinem Heimatort, auf dem er als Junge oft marschiert war. Was wäre, wenn es ihm gelänge, diesen Feldweg auf seine Gegenwart zu übertragen? Welche Form würde er heute annehmen? Er würde – so der Klient – nach der Arbeit noch eine Runde spazieren gehen und für sich selbst kochen; er würde die Bekanntschaft mit einem sportlichen Arbeitskollegen vertiefen und seine alten Laufschuhe hervorkramen; er würde sein früher praktiziertes Meditieren wieder aufnehmen. Unsere Erkundung schloss mit der Frage nach den möglichen Implikationen all dieser Entscheidungen: Es wäre ein Zeichen dafür, dass er endlich beginnen würde, „reifer und älter“ zu sein.

„Reifer und älter“: Die Anmerkung des Klienten erinnerte mich an einen Song von Dar Williams und Joan Baez über das Älterwerden („You're aging well“), der sich auf Baez' Album „Ring them Bells“ findet. Baez und Williams besingen im Refrain eine „Innere Stimme“, die ihr Älterwerden positiv kommentiert.

I'm so glad that you finally made it here
With the things you know now, that only time could tell
Looking back, seeing far, landing right where we are
And oh, you're aging well.

Im Kontext meines professionellen Lebens ist das zunehmende Akzeptieren-Können eigener Begrenzung und eigenen Scheiterns ein willkommener Teil des Älterwerdens. Mich mit beiden aussöhnen zu können, ist ein Zugewinn und Privileg von wachsenden Lebensringen.

Die Erfahrung des Älterwerdens lehrt mich, dass sich im Kontext von Therapie realisierte Lösungen mit „Gipfeln eines Unwahrscheinlichkeitsgebirges“ gleichsetzen lassen (Dawkins, 2001, S. 199). Die Metapher des „Unwahrscheinlichkeitsgebirges“ ist der Evolutionstheorie entnommen. Dawkins vergleicht die Entwicklung biologischer Funktionen – etwa jenes des Sehens oder des Fliegens – mit einem allmählichen Anstieg auf der Rückseite eines Gebirges, das sich von vorne als Steinmassiv mit steilen Wänden zeigt. „Das Unwahrscheinlichkeitsgebirge erhebt sich aus der Ebene und streckt seine schwindelerregenden Gipfel in den blassen Himmel. Seine hoch aufragenden, senkrechten Wände sehen aus, als könnten sie niemals bezwungen werden. Klein wie Ameisen wimmeln und krabbeln die frustrierten Bergsteiger zu seinen Füßen herum und starren hoffnungslos in die gewaltigen, unerreichbaren Höhen. Sie schütteln ihre winzigen Köpfe und erklären den luftigen Gipfel für ewig unerreichbar. Unsere Bergsteiger sind zu ehrgeizig. Sie starren so gebannt auf die abschreckend senkrechten Felswände, dass sie nicht auf die Idee kommen, sich die Rückseite des Gebirges anzusehen. Dort würden sie keine senkrechten Klippen und echowerfenden Schluchten vorfinden, sondern sanft ansteigende Wiesen, über die man stetig und einfach zu den entfernten Höhen vordringen kann. Gelegentlich sind die allmählichen Steigungen von einer kleinen Felsstufe unterbrochen, aber dann findet man in der Regel einen Umweg, der für einen geübten Bergwanderer mit festem Schuhwerk und genügend Zeit nicht allzu schwierig ist“ (Dawkins, 2001, S. 85).

Zwar führt Einzeltherapie im Kontext klinischer Themenstellungen bei etwa zwei Drittel aller Klienten zu klinisch signifikanten Verbesserungen, dem steht jedoch gegenüber, dass Therapie bei 24 % aller Klienten zu keiner positiven Veränderung und bei etwa 10 % zu einer Verschlechterung der Befindlichkeit und Symptomatik führt (Lambert & Ogles, 2004, S. 158). Dies betrifft vor allem Klienten, die von Persönlichkeits- oder Zwangsstörungen betroffen sind, die zu Therapiebeginn unter einer mehrfachen Symptombelastung leiden und die die Therapiebeziehung zu Therapiebeginn negativ erleben. Besonders häufig von einem negativen Therapieergebnis betroffen sind zudem Klienten mit geringem Einkommen. Den Ergebnissen über ein positives Therapieoutcome von Einzeltherapie steht zudem gegenüber, dass viele Klienten eine Therapie frühzeitig – unter Umständen auch bereits nach dem ersten Kontakt – beenden (Grawe et al., 1994, S. 677).

Lösungen sind Gipfel des Unwahrscheinlichkeitsgebirges unseres Lebens: Anhaltendes bio-psycho-soziales Glück wie anhaltende bio-psycho-soziale Gesundheit sind unwahrscheinlich. Die Mehrzahl unserer Tage verbringen wir nicht auf Gipfeln, sondern auf deren Abhängen. Wir verbringen sie in dem, was Retzer (2009, S. 147) als „Banalität der Guten“ beschreibt: „Im Zwischenraum zwischen Glück und Unglück erleben wir die alltägliche Banalität. Dort sind sowohl das Glück wie auch das Unglück abwesend. Der größte Teil unseres Lebens besteht nicht in der Alternative von Glück und Unglück. Er besteht vor allem aus den großen Zwischenräumen, die angefüllt sind mit Banalem und Alltäglichem, mit Ärgernissen, Sorgen, kleinen Freuden.“

1962 schrieb Bob Dylan den Song „A hard Rain's a-gonna fall“. Die Melodie ist an die englische Ballade „Lord Randall“ angelehnt, der Text realisiert sich als eine Poesie der Aufzählung:

Oh, what did you see, my blue-eyed son?
And what did you see, my darling young one?
I saw a newborn baby with wild wolves all around it
I saw a highway of diamonds with nobody on it
I saw a black branch with blood that kept drippin'
I saw a room full of men with their hammers a-bleedin'

I saw a white ladder all covered with water
I saw ten thousand talkers whose tongues were all broken
I saw guns and sharp swords in the hands of young children
And it's a hard, it's a hard, it's a hard, and it's a hard
It's a hard rain's a-gonna fall.

Von einem weit entfernten Standort aus betrachtet, aus einer kosmologischen oder evolutionsbiologischen Perspektive, ist menschliches Leben ein Glücksfall. Es ist unwahrscheinlich, dass es uns gibt. Viel wahrscheinlicher wäre, dass wir nicht existierten.

Auch, dass es unser Universum in der bestehenden Form gibt, ist in hohem Maß außergewöhnlich. Wahrscheinlicher wäre stattdessen die Existenz eines Universums, dessen Randbedingungen die dauerhafte Entstehung von Materie und erst recht von Leben unmöglich macht. „Wir leben in einem freundlichen Universum. Da wir existieren, müssen die Gesetze der Physik so freundlich sein, die Entstehung von Leben zuzulassen. Wären die Gesetze der Physik nur geringfügig anders, hätte sich das Universum so entwickelt, dass Leben nicht möglich gewesen wäre“ (Dawkins, 2001, S. 199). Wir leben in einem Universum, dessen Konstanten und Gesetze die Voraussetzungen für die uns bekannte Evolution bieten. Unsere Existenz fällt zudem in ein Zeitfenster im Werden und Vergehen unseres Universums, das Leben ermöglicht: Ein Früher oder Später in seinem Pulsieren hätte unser Dasein nicht zugelassen (Ditfurth, 1997, S. 46). Auch dass wir uns am Rande einer Galaxie befinden, ist ein Glücksfall: Im Zentrum sind die Galaxien einander so nahe, dass es häufig zu Kollisionen oder Beinahezusammenstößen kommt. Hier haben Spiralgalaxien nur geringe Überlebenschancen.

Es ist unwahrscheinlich, dass sich in diesem Universum Planeten bilden, die die Voraussetzung für die Entstehung komplexen Lebens bergen. Es gibt nur sehr wenige habitable Zonen. Habitabilität wird in der Kosmologie damit gleichgesetzt, dass sich ein Planet in der sogenannten „Goldilock-Zone“ befindet: Seine Temperatur ist weder zu heiß noch zu kalt für das Vorhandensein flüssigen Wassers. Die Umlaufbahn der Erde liegt in einer solchen Zone zwischen Planeten, die von der Sonne so weit entfernt sind, dass Wasser entweder gefriert, oder die ihr so nahe sind, dass es verdampft. „Wir bewohnen einen Planeten, der für unsere Art von Leben fast ideal ist: nicht zu warm und nicht zu kalt, von freundlichem Sonnenlicht beschienen und sanft bewässert. Im Vergleich zu den meisten Planeten ist unserer ein Paradies“ (Dawkins, 2001, S. 21). Wir leben auf einem Planeten, der die Entstehung und Evolution von Leben ermöglicht. Dennoch ist es sogar unter diesen Bedingungen unwahrscheinlich, dass unsere Art besteht: 99,99 Prozent aller Arten, die jemals diese Erde bevölkerten, sind wieder ausgestorben (Mayr, 2005, S. 176). Und es ist höchst unwahrscheinlich, dass wir gerade zu jenem bestimmten Zweig von Leben zählen, dessen Gene ein so komplexes Gehirn und ein Nervensystem konstruieren können, dass sie ihr eigenes Operieren und ihr Dasein zum Gegenstand ihres Nachdenkens machen können. Wir, die wir heute leben, sind die Kinder von Überlebenden. Dieses Privileg ist unverdient und in hohem Maß außergewöhnlich. Wir sind jene, deren Vorgänger und Vorgängerinnen all die Kriege und Gewalt, all die Seuchen, all die Not soweit überlebt haben, dass sie sich fortpflanzen konnten. Der Faden, an dem unser Dasein hängt, ist dünn, sehr dünn.

Wir sind jene, die als Embryonen überlebt haben: „Die meisten Befruchtungsprodukte enden in einer frühen Fehlgeburt, bevor die Mutter überhaupt davon weiß, und wir alle haben Glück gehabt, dass es uns nicht so ergangen ist" (Dawkins, 2001, S. 17). Wir sind zufällige Gewinner der „Lotterie der Empfängnis" und Glückskinder des Augenblicks: „Der Moment, indem eine bestimmte Samenzelle in eine bestimmte Eizelle eingedrungen ist, [ist] von schwindelerregender Einzigartigkeit. Damit verschiebt sich die Wahrscheinlichkeit, dass wir zu einem Menschen wurden, vom Astronomischen in den einstelligen Bereich" (Dawkins, 2001, S. 18).

Zu den Gipfeln des Unwahrscheinlichkeitsgebirges unserer Existenz zählt in weiterer Folge jener der personalen Identität: Es ist unwahrscheinlich, dass wir sind, wer wir sind. Wir sind Unikate, durch unsere spezifische genetische Ausstattung wie durch die Spezifität all der Erfahrungen, die wir machen. Wir sind schließlich Überlebende der eigenen Biografie und all der Prüfungen, die das Leben an uns stellt. Wir leben trotz der Lebensgefährlichkeit des Lebens. „Wir alle müssen sterben, das heißt wir haben Glück gehabt. Die meisten Menschen sterben nie, weil sie nie geboren wurden. Die Männer und Frauen, die es rein theoretisch an meiner Statt geben könnte und die in Wirklichkeit nie das Licht der Welt erblickt haben, sind zahlreicher als die Sandkörner in der Sahara" (Dawkins, 2001, S. 17).

1970 veröffentlichte Bob Dylan den Song „New Morning" auf dem gleichnamigen Album[23].

So happy just to be alive
Underneath this sky of blue
On this new morning …

„So schön am Leben zu sein unter diesem blauen Himmel": Dylans Song erinnert mich immer wieder daran, wie unwahrscheinlich Glück aus einem Blickwinkel der Nähe, aus einer Perspektive der Unmittelbarkeit für von Leidenszuständen betroffene Menschen ist. Leiden ist in einer Welt, die vielerlei genetisches, ökonomisches, soziales Unrecht birgt, die eine Vielzahl von Stressoren, traumatischer und kritischer Lebensereignisse und negativer Zufälle bereit hält, nichts Außergewöhnliches. Vor diesem Hintergrund ist das Ziel von Therapie nicht so sehr das Realisieren von Lösungen, sondern die Verwandlung von außergewöhnlichem in weniger schweres Unglück – oder das Erlernen, es zu ertragen. Letzteres gilt vor allem für Problemstellungen und Lebenssituationen, die nicht beeinflussbar oder wandelbar sind: für Schicksalsschläge, schwere Traumatisierungen, für das Auftreten (chronischer oder maligner) körperlicher, psychischer oder neurologischer Erkrankungen, die Betroffene wie ihre Angehörigen an die Grenzen ihrer Leidensfähigkeit führen.

Was hilft? Sinnkonstruktionen, die dem Leiden Sinn und Bedeutung verleihen; sozialer Halt und soziale Unterstützung, Achtsamkeit und Offenheit für all das, was jenseits der Dunkelheit und Schwere noch besteht und möglich ist, Mut für ein Einverständnis mit dem Leben, wie es ist, Wertschätzung sich selbst und anderen gegenüber.

Dass zwischen Therapie und der Musik, die ich liebe, ein Zusammenhang besteht, wurde mir erstmals vor einigen Jahren anlässlich des alljährlichen vorweihnachtlichen Konzerts des österreichischen Fingerpickers Peter Ratzenbeck in Linz deutlich. Wie jedes Jahr spielte er in einem kleinen, verrauchten Konzertraum nahe der alten Tabakfabrik; wie gewohnt fanden sich zwischen alten und vertrauten Nummern neue Stücke.

23 „New Morning" war Dylans erster Song nach seinem schweren Motorradunfall. Dem Song ging das Gerücht voraus, Dylan sei schwer verletzt und dauerhaft beeinträchtigt. Es schien ungewiss, ob er jemals wieder singen, Mundharmonika und Gitarre spielen könnte.

Ich mag Peter Ratzenbeck, seit ich ihn erstmals mit 19 Jahren beim Folkfestival in Vorarlberg gehört habe; ich mag seine frühen und seine späten Kompositionen; ich mag die endlosen Geschichten, die er zwischen den Stücken und dem ebenso endlosen Hin- und Herstimmen seiner Gitarre erzählt, und an diesem Abend vor vielen Jahren mochte ich besonders seine erstmals gespielte Eigenkomposition „Waldviertler Nächte".

Während er spielte, entstanden in meinem Inneren Bilder der terrassierten Hügellandschaft des westlichen Waldviertels, der kleinen, mit Mauern aus Granitsteinen umgrenzten Kartoffel-, Mohn-, Roggen- und Haferfelder (vgl. Abb. 21). Die Musik vergegenwärtigte mir den scharfen Wind aus dem nördlichen Böhmen, die klirrende Kälte um Weihnachten, den von Sternen übersäten Himmel, die Findlinge in der Blockheide, das Tal des Kamp mit seinen Streifen von Sonnenlicht auf der Wasseroberfläche, den Geschmack von Heidelbeeren und Birkenpilzen, und den Raureif im frühen Herbst auf den Wiesen, der den frühen Winter ankündigt. Es war die perfekte Reise zu einem meiner vielen inneren sicheren Orte.

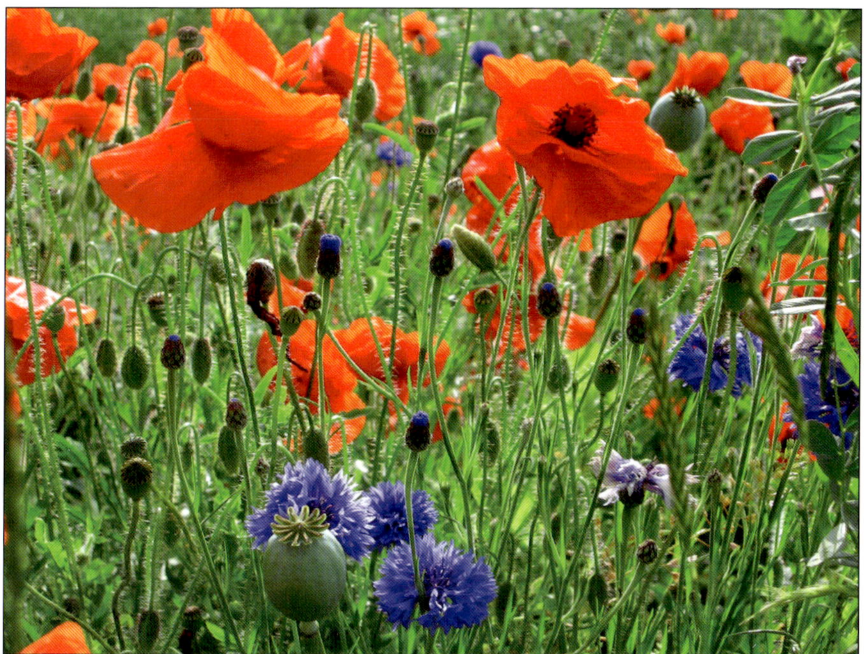

Abbildung 21: Ein Mohnfeld im östlichen Waldviertel (© Erwin Doppler)

Ließe sich Psychotherapie in die Sprache der Musik übersetzen, so dachte ich damals, müsste sie gleich diesem Stück klingen. Sie müsste eine Atmosphäre der Konzentration und Dichte bergen, sie müsste zugleich die Seele, den Körper und den Geist bewegen, sie hätte eine klar erkennbare Struktur, einen langen Spannungsbogen, wäre voller Veränderungen in Rhythmus und Tempo. Wie dieses Stück müsste sie kleine Pausen – Räume der Stille – bergen, in denen etwas nachklingt und sich anderes vorbereitet, sie wäre anders als die Welt draußen und doch eng mit ihr verbunden.

Seit damals sehne ich mich danach, Therapie zu machen, die Peter Ratzenbecks Komposition nahe kommt.

Literatur

Ainsworth, M.D., Blehar, M., Waters, E. & Wall, S. (1978). *Patterns of Attachment*. New York: Erlbaum.

Ambühl, H. (1992). Die therapeutische Beziehungsgestaltung unter dem Gesichtspunkt der Konfliktdynamik. In J. Margraf & J.C. Brengelmann (Hrsg.), Die Therapeut-Patient-Beziehung in der Verhaltenstherapie (S. 245–264). München: Röttger.

Ambühl, H. & Grawe, K. (1988). Die Wirkungen von Psychotherapien als Ergebnis der Wechselwirkungen zwischen therapeutischem Angebot und Aufnahmebereitschaft der Klient/innen/en. *Zeitschrift für Klinische Psychologie, Psychopathologie und Psychotherapie, 36,* 308–327.

Amendt-Lyon, N. & Hutterer-Krisch, R. (2000). Diagnostik in der integrativen Gestalttherapie. In A. Laireiter (Hrsg.), *Diagnostik in der Psychotherapie* (S. 179–191). Wien: Springer.

Asay, T.P. & Lambert, M.J. (2001). Empirische Argumente für die allen Therapien gemeinsamen Faktoren: Quantitative Ergebnisse. In M.A. Hubble, B.L. Duncan & S.D. Miller (Hrsg.), *So wirkt Psychotherapie. Empirische Ergebnisse und praktische Folgerungen* (S. 41–81). Dortmund: Verlag Modernes Lernen.

Bachelor, A. & Horvath, A. (2001). Die therapeutische Beziehung. In M.A. Hubble, B.L. Duncan & S.D. Miller (Hrsg.), *So wirkt Psychotherapie. Empirische Ergebnisse und praktische Folgerungen* (S. 137–192). Dortmund: Verlag Modernes Lernen.

Bauer, J. (2006). *Das Gedächtnis des Körpers*. München: Piper.

Beaulieu, D. (2011). *Impact-Techniken für die Psychotherapie*. Heidelberg: Carl-Auer-System.

Beck, A.T. (2004). *Kognitive Therapie der Depression*. Weinheim: Beltz.

Beck, A.T. & Freeman, A. (1999). *Kognitive Therapie der Persönlichkeitsstörungen*. Weinheim: Beltz.

Benzinger, O. (2006). *Bob Dylan. Seine Musik und sein Leben*. München: dtv.

Blumenstein, G. (1995). *Mr. Tambourine Man. Leben und Musik von Bob Dylan*. Berlin: Henschel.

Bohart, A.C. & Tallman, K. (2010). Clients: the neglected common factor in psychotherapy. In B. Duncan, S. Miller, B. Wampold & M. Hubble (Eds.), *The Heart and Soul of Change* (2nd ed., pp. 83–111). Washington, DC: American Psychological Association.

Bohlin, G., Hegakull, B. & Rydell, A.M. (2000). Attachment and social functioning: a longitudinal study from infancy to middle childhood. *Social Development, 9,* 24–39. doi: 10.1111/1467-9507.00109

Bohus, M. (1996). Verhaltensanalysen bei Borderline-Persönlichkeitsstörungen. In F. Caspar (Hrsg.), *Psychotherapeutische Problemanalyse* (S. 155–172). Tübingen: dgvt.

Bourdieu, P. (1983). Ökonomisches Kapital – Kulturelles Kapital – Soziales Kapital. In R. Kreckel (Hrsg.), *Soziale Ungleichheiten* (S. 183–198). Göttingen: Soziale Welt.

Bowlby, J. (1976). *Trennung. Psychische Schäden als Folge der Trennung von Mutter und Kind*. München: Kindler.

Brandl-Nebehay, A. (1995). Die therapeutische Beziehung in der systemischen Therapie. *Psychotherapie Forum, 3,* 147–158.

Brandl-Nebehay, A. (2004). Rhythmus, Takt und Timing. Vom Umgang mit der Zeit im therapeutischen Prozess. In I. Manfredini, U. Russinger & K.P. Grossmann (Hrsg.), *Obertöne Unterschiede – Vielstimmigkeit in der systemischen Therapie* (S. 113–124). Wien: lasf.

Brockmann, J. & Sammet, I. (2003). Die Control Mastery Theorie von Weiss. In A. Gerlach, A.M. Schlösser & A. Springer (Hrsg.), *Psychoanalyse mit und ohne Couch* (S. 280–293). Bonn: Psychosozial-Verlag.

Bruner, E.M. (1986). Ethnography as narrative. In V.W. Turner & E.M. Bruner (Eds.), *The Anthropology of Experience* (pp. 139–155). Chicago, IL: University of Illinois Press.

Büttner, J. M. (1997). *Sänger, Songs und triebhafte Rede*. Basel: Stroemfeld/Nexus.

Caspar, F. (2000). Diagnostik in der Verhaltenstherapie aus der Sicht von Plananalyse und allgemeiner Psychotherapie. In A. Laireiter (Hrsg.), *Diagnostik in der Psychotherapie* (S. 143–164). Wien: Springer.

Caspar, F., Grossmann, C., Unmüssig, C. & Schramm, E. (2005). Complementary therapeutic relationship: therapist behavior, interpersonal patterns, and therapeutic effects. *Psychotherapy Research, 15,* 1–10. doi: 10.1080/10503300512331327074

Chatwin, B. (1990). *Traumpfade*. München: Carl Hanser.

Ciompi, L. (1982). *Affektlogik*. Stuttgart: Klett-Cotta.

Cooley, C. (1956). *The two major works of Charles H. Cooley. Social organization. Human nature, and the social order*. Glencoe, IL: The Free Press.

Curtis, J. & Silberschatz, G. (1996). Strukturierte psychodynamische Fallkonzeptionen: Der Mt. Zion Ansatz. In F. Caspar (Hrsg.), *Psychotherapeutische Problemanalyse* (S. 303–313). Tübingen: dgvt.

Dawkins, R. (2001). *Gipfel des Unwahrscheinlichen*. Reinbek: Rowohlt.

Dawkins, R. (2004). *Das egoistische Gen*. Reinbek: Rowohlt.

Decker-Voigt, H. H. & Weymann, E. (1996). *Aus der Seele gespielt. Eine Einführung in die Musiktherapie*. München: Goldmann.

Dennett, D. & Lane, A. (1991). *Consciousness Explained*. Boston, MA: Penguin Press.

deShazer, S. (1985). *Keys to solution in brief therapy*. New York: Norton.

deShazer, S. (1992a). *Das Spiel mit Unterschieden*. Heidelberg: Carl-Auer-Systeme.

deShazer, S. (1992b). *Der Dreh*. Heidelberg: Carl-Auer-Systeme.

Ditfurth, H. von (1997). *Der Geist fiel nicht vom Himmel. Die Evolution unseres Bewusstseins*. München: dtv.

Epston, D. (1998). *Catching up with David Epston*. Adelaide, AUS: Dulwich Centre Publications.

Fischer, G. & Riedesser, P. (1999). *Lehrbuch der Psychotraumatologie*. München: Reinhardt.

Flanagan, B. (1990). *Written in my soul. Candid interviews with great songwriters* (3rd ed.) London: Omnibus Press.

Fonagy, P., Gergely, G., Jurist, E. L. & Target, M. (2002). *Affektregulierung, Mentalisierung und die Entwicklung des Selbst*. Stuttgart: Klett-Cotta.

Foucault, M. (1976). *Überwachen und Strafen. Die Geburt des Gefängnisses*. Frankfurt: Suhrkamp.

Freud, S. (1975). *Psychologie des Unbewußten* (Studienausgabe, Bd. 3). Frankfurt: Fischer.

Frischenschlager, O. (1995). Die therapeutische Beziehung in der Psychoanalyse. *Psychotherapie Forum, 3,* 159–169.

Frith, S. (Ed.). (1988). *Facing the music. A Pantheon guide to popular culture*. New York: Pantheon.

Gennep, A. van (1986). *Übergangsriten*. Frankfurt: Campus.

Grawe, K. (1998). *Psychologische Therapie*. Göttingen: Hogrefe.

Grawe, K. (2000). *Psychologische Therapie*. Göttingen: Hogrefe.

Grawe, K. (2004). *Neuropsychotherapie*. Göttingen: Hogrefe.

Grawe, K., Donati, R. & Bernauer, F. (1994). *Psychotherapie im Wandel. Von der Konfession zur Profession*. Göttingen: Hogrefe.

Grosse Holtforth, M. (2001). Was möchten Patienten in ihrer Therapie erreichen? *Verhaltenstherapie und psychosoziale Praxis, 33,* 241–258.

Grosse Holtforth, M. & Grawe, K. (2002). *FAMOS. Fragebogen zur Analyse Motivationaler Schemata. Testhandbuch*. Göttingen: Hogrefe.

Grossmann, K. P. (1998). Vom Erfinden. *Zeitschrift für systemische Therapie, 16,* 109–122.

Grossmann, K. P. (2000). *Der Fluss des Erzählens. Formen narrativer Therapie*. Heidelberg: Carl-Auer-Systeme.

Grossmann, K. P. (2007). *Therapeutische Landkarten*. Heidelberg: vsf.

Grossmann, K.P. (2009). *Ein Tagebuch langsamer Therapie. Gedanken zu Psychotherapie und Evolution*. Wien: Krammer.

Grossmann, K.P. (2012a). 15 Songs. *Systemische Notizen, 49*, 6–15.

Grossmann, K.P. (2012b). *Langsame Paartherapie*. Heidelberg: Carl-Auer-Systeme.

Grossmann, K.P. & Russinger, U. (2011). *Verwandlung der Selbstbeziehung*. Heidelberg: Carl-Auer-Systeme.

Gumz, A. (2012). Kritische Momente im Therapieprozess – Chance oder Sackgasse? *Psychotherapeut, 27*, 256–262.

Gumz, A. (im Druck). Die Bedeutung von Krisen in der therapeutischen Beziehung. In I. Sammet, G. Dammann & G. Schiepek (Hrsg.), *Der psychotherapeutische Prozess*. Stuttgart: Kohlhammer.

Guterson, D. (1999). *Das Land vor uns, das Land hinter uns*. Berlin: btb.

Habringer, R. (2011). Wie die Stille in mein Leben getreten ist und was sie mir bedeutet. *Theologisch-praktische Quartalsschrift, 159*, 347–350.

Haken, H. & Schiepek, G. (2006). *Synergetik in der Psychologie. Selbstorganisation verstehen und gestalten* (2. Aufl. 2010). Göttingen: Hogrefe.

Hametner, S. (2006). *Musik als Anstiftung. Theorie und Praxis einer systemisch-konstruktivistischen Musikpädagogik*. Heidelberg: vsf.

Heatley, M. (2010). *Das Mädchen aus dem Song*. Berlin: Schwarzkopf & Schwarzkopf.

Heidenreich, T., Hoyer, J. & Fecht, J. (2003). Veränderungsstadien-Skala (VSS). In A. Glöckner-Rist, F. Rist & H. Küfner (Hrsg.), *Elektronisches Handbuch zu Erhebungsinstrumenten im Suchtbereich (EHES)* (Vol. 3.00). Mannheim: Zentrum für Umfragen, Methoden und Analysen.

Heinzel, S., Tominschek, I. & Schiepek, G. (in press). Dynamic patterns in psychotherapy – discontinuous changes and critical instabilities during the treatment of obsessive compulsive disorder. *Nonlinear Dynamics in Psychology and Life Sciences*.

Hiller, W. (2002). Klassifikation und kategoriale Diagnostik in der Psychotherapie. In A. Laireiter (Hrsg.), *Diagnostik in der Psychotherapie* (S. 353–366). Wien: Springer.

Horowitz, M.J. (1987). *States of Mind*. New York: Plenum Press.

Howard, K., Kopta, S., Krause, M. & Orlinsky, D. (1986). The dose-effect relationship in psychotherapy. *American Psychologist, 41*, 159 –164. doi: 10.1037/0003-066X.41.2.159

Hubble, M.A., Duncan, B.L. & Miller, S.D. (2001b). Das Augenmerk auf das richten, was funktioniert. In M.A. Hubble, B.L. Duncan & S.D. Miller (Hrsg.), *So wirkt Psychotherapie. Empirische Ergebnisse und praktische Folgerungen* (S. 289–344). Dortmund: Verlag Modernes Lernen.

Hubble, M.A., Duncan, B.L. & Miller, S.D. (2001a). Einleitung. In M.A. Hubble, B.L. Duncan & S.D. Miller (Hrsg.), *So wirkt Psychotherapie. Empirische Ergebnisse und praktische Folgerungen* (S. 17–38). Dortmund: Verlag Modernes Lernen.

Huber, M. (2003). *Trauma und die Folgen. Trauma und Traumabehandlung* (Teil 1). Paderborn: Junfermann.

Ilardy, S.S. & Craighead, W.E. (1994). The role of non-specific factors in cognitive-behavior therapy for depression. *Clinical Psychology: Science and Practice, 1*, 138–156.

Ilardy, S.S. & Craighead, W.E. (1999). Rapid early response, cognitive modification, and nonspecific factors in cognitive-behavior therapy for depression: a reply to Tang and DeRubeis. *Clinical Psychology: Science and Practice, 6*, 295–299.

James, W. (1890). *The Principles of Psychology*. New York: Henry Holt. doi: 10.1037/11059-000

Kamsler, A. (1998). Her story in the making: Therapy with women who were sexually abused in childhood. In C. White & D. Denborough (Eds.), *Introducing narrative therapy* (pp. 47–75). Adelaide, AUS: Dulwich Centre Publications.

Kanfer, F. H., Reinecker, H. & Schmelzer, D. (1991). Selbstmanagement-Therapie. Berlin: Springer.

Kelly, M., Cyranowski, J. & Frank, E. (2007a). Sudden gains in Interpersonal Psychotherapy for depression. *Behaviour Research and Therapy, 45,* 2563–2572.

Kelly, M., Roberts, J. & Bottonari, K. (2007b). Non-treatment-related sudden gains in depression: the role of self-evaluation. *Behaviour Research and Therapy, 45,* 737–747.

Kubinger, J. & Jäger, R. (Hrsg.). (2003). *Schlüsselbegriffe der psychologischen Diagnostik.* Weinheim: Beltz.

Laireiter, A. (2000a). Diagnostik in der Psychotherapie: Perspektiven, Aufgaben und Qualitätskriterien. In A. Laireiter (Hrsg.), *Diagnostik in der Psychotherapie* (S. 3–26). Wien: Springer.

Laireiter, A. (2000b). Diagnostik des Therapieprozesses. In A. Laireiter (Hrsg.), *Diagnostik in der Psychotherapie* (S. 321–342). Wien: Springer.

Lambert, M.J. & Ogles, B.M. (2004). The efficacy and effectiveness of psychotherapy. In M.J. Lambert (Ed.), *Bergin and Garfield's handbook of psychotherapy and behavior change* (pp. 139–193). New York: Wiley.

Lambert, M.J., Shapiro, D.A. & Bergin, A.E. (1986). The effectiveness of psychotherapy. In M.J. Lambert (Ed.), *Bergin and Garfield's handbook of psychotherapy and behavior change* (pp. 157–212). New York: Wiley.

Lampert, T. & Ziese, T. (2005). *Armut, soziale Ungleichheit und Gesundheit. Expertise des Robert Koch-Instituts zum 2. Armuts- und Reichtumsbericht der Bundesregierung* (Schriftenreihe Lebenslagen in Deutschland). Bonn: BMGS.

LeDoux, J. (2006). *Das Netz der Persönlichkeit.* München: dtv.

Leitner, A., Märtens, M., Höfner, C., Koschier, A., Gerlich, K. et al. (2012). *Psychotherapie: Risiken, Nebenwirkungen und Schäden – Zur Förderung der Unbedenklichkeit von Psychotherapie* (Forschungsbericht). Krems an der Donau: Edition Donau-Universität Krems.

Lipchik, E. (1994). Die Hast, kurz zu sein. *Zeitschrift für Systemische Therapie, 12,* 228–235.

Ludewig, K. (1988a). Problem-„Bindeglied" klinischer Systeme. In L. Reiter, E.J. Brunner & S. Reiter-Theil (Hrsg.), *Von der Familientherapie zur systemischen Perspektive* (S. 77–96). Berlin: Springer.

Ludewig, K. (1988b). Nutzen, Schönheit, Respekt – Drei Grundkategorien für die Evaluation von Therapien. *System Familie, 1,* 103–114.

Ludewig, K. (1993). *Systemische Therapie.* Stuttgart: Klett-Cotta.

Ludewig, K. (2002). *Leitmotive systemischer Therapie.* Stuttgart: Klett-Cotta.

Magris, C. (1988). *Donau. Biografie eines Flusses.* München: dtv.

Main, M. (1990). Cross-cultural studies of attachment organization: recent studies, changing methodologies, and the concept of conditional strategies. *Human Development, 33,* 48–61. doi: 10.1159/000276502

Mander, J., Wittorf, A., Teufel, M., Schlarb, A., Hautzinger, M., Zipfel, S. & Sammet, I. (2012). Patients with depression, somatoform disorders, and eating disorders on the stages of change: validation of a short version of the URICA. *Psychotherapy, 49,* 519–527. doi: 10.1037/a0029563

Marquez, G.G. (2003). *Leben, um davon zu erzählen.* Köln: Kiepenheuer & Witsch.

Maturana, H.R. (1982). *Erkennen: Die Organisation und Verkörperung von Wirklichkeit.* Braunschweig: Vieweg.

Mayr, E. (2005). *Das ist Evolution.* München: Goldmann.

McConnaughy, E.A., Prochaska, J.O. & Velicer, W.F. (1983). Stages of change in psychotherapy: measurement and sample profiles. *Psychotherapy: Theory, Research & Practice, 20,* 368–375.

McGoldrick, M. & Gerson, R. (1990). *Genogramme in der Familienberatung.* Bern: Huber.

Merl, H. (2006). *Über das Offensichtliche.* Wien: Krammer.

Miles, B. (1999). *Paul McCartney. Many years from now.* Reinbek: Rowohlt.

Minuchin, S. (1983). *Familie und Familientherapie. Theorie und Praxis struktureller Familientherapie*. Freiburg: Lambertus.

Monk, G., Winslade, J., Crocket, K. & Epston, D. (Eds.). (1997). *Narrative Therapy in Practice: The Archaeology of Hope*. San Francisco, CA: Jossey Bass.

Moriarty, A. & Toussieng, P. (1976). *Adolescent coping*. New York: Grune und Stratton.

Orlinsky, D.E., Ronnestad, M.H. & Willutzki, U. (2004). Fifty years of psychotherapy process-outcome research: continuity and change. In M.J. Lambert (Ed.), *Bergin and Garfield's handbook of psychotherapy and behavior change* (pp. 307–390). New York: Wiley.

Penn, P. & Frankfurt, M. (1994). Creating a participant text: Writing, multiple voices, narrative multiplicity. *Family Process, 33*, 217–233. doi: 10.1111/j.1545-5300.1994.00217.x

Philips, M. & Frederick, C. (2003). Handbuch der Hypnotherapie bei posttraumatischen und dissoziativen Störungen. Heidelberg: Carl-Auer-System.

Powers, R. (2003). *Der Klang der Zeit*. Frankfurt: Fischer.

Prochaska, J.O. (2001). Wie Menschen es schaffen, sich zu ändern, und wie wir noch mehr Menschen dabei unterstützen können (S. 253–286). In M.A. Hubble, B.L. Duncan & S.D. Miller (Hrsg.), *So wirkt Psychotherapie. Empirische Ergebnisse und praktische Folgerungen*. Dortmund: Verlag Modernes Lernen.

Prochaska, J.O., DiClemente, C.C. & Norcross, J.C. (1992). In search of how people change: applications to addictive behaviors. *American Psychologist, 47*, 1102–1114. doi: 10.1037/0003-066X.47.9.1102

Prochaska, J.O., Norcross, J.C. & DiClemente, C.C. (1994). *Changing for good*. New York: Morrow.

Retzer, A. (1993). Zur Theorie und Praxis der Metapher. *Familiendynamik, 18*, 125–145.

Retzer, A. (2002). *Passagen. Systemische Erkundungen*. Stuttgart: Klett-Cotta.

Retzer, A. (2009). *Lob der Vernunftehe*. Frankfurt: Fischer.

Rogers, C. (1972). *Die klientenzentrierte Gesprächspsychotherapie*. München: Kindler.

Rogers, C. (1985). *Therapeut und Klient*. Frankfurt: Fischer.

Rufer, M. (2012). *Erfasse komplex, handle einfach: Systemische Psychotherapie als Praxis der Selbstorganisation*. Göttingen: Vandenhoeck & Ruprecht.

Rufer, M. (im Druck). „Wenn man mich braucht, dann komme ich …". Zur Relevanz von nahen Beziehungen im psychotherapeutischen Prozess. In I. Sammet, G. Dammann & G. Schiepek (Hrsg.), *Der psychotherapeutische Prozess*. Stuttgart: Kohlhammer.

Russinger, U. (2004). Auswirkungen einer traumazentrierten Weiterbildung auf eine systemische Therapeutin. *Systemische Notizen, 18*, 4–19.

Russinger, U. (2011). *Wie wirkt die Technik des „Inneren Teams" auf das therapeutische Bündnis? Einzelfallstudie zu einer systemischen Therapie mit einer bulimischen Klientin*. München: GRIN-Verlag.

Sachse, R. (1995) Psychosomatische Störungen als Beeinträchtigung der Selbstregulation. In S. Schmidtchen, G.W. Speierer & H. Linster (Hrsg.), *Die Entwicklung der Person und ihre Störung, 2*, (S. 83–116). Köln: GwG.

Sachsse, U. (2004). *Traumazentrierte Therapie*. Stuttgart: Schattauer.

Scheinkman, M.E. & Fishbane, M.D. (2006). Der Vulnerabilitätskreislauf: Der Umgang mit Sackgassen in der Paartherapie. *Familiendynamik, 31*, 152–179.

Schiepek, G. (1986). *Systemische Diagnostik in der Klinischen Psychologie*. Weinheim: Beltz.

Schiepek, G. (1991). *Systemtheorie der Klinischen Psychologie*. Braunschweig: Vieweg. doi: 10.1007/978-3-322-90554-3

Schiepek, G. (1999). *Die Grundlagen der Systemischen Therapie*. Göttingen: Vandenhoeck & Ruprecht.

Schiepek, G. & Aichhorn, W. (2013). Real-Time Monitoring in der Psychotherapie. *Psychotherapie, Psychosomatik und medizinische Psychologie, 63,* 39–47.

Schiepek, G., Eckert, H. & Kravanja, B. (2013a). *Grundlagen systemischer Therapie und Beratung. Psychotherapie als Förderung von Selbstorganisationsprozessen* (Reihe Systemische Praxis, Bd. 1). Göttingen: Hogrefe.

Schiepek, G., Heinzel, S., Karch, S., Plöderl, M. & Strunk, G. (in press). Synergetics in psychology: patterns and pattern transitions in human change processes. In A. Pelster & G. Wunner (Eds.), *Proceedings of the international symposium „Self-organization in complex systems: The past, present, and future of synergetics"* (Springer series „Understanding complex systems"). Berlin: Springer.

Schiepek, G. & Matschi, B. (2013). Ressourcenerfassung im therapeutischen Prozess. *Psychotherapie im Dialog, 14,* 56–61.

Schiepek, G., Tominschek, I., Heinzel, S., Aigner, M., Dold, M., Unger, M. et al. (2013). Discontinuous patterns of brain activation in the psychotherapy process of obsessive compulsive disorder: converging results from repeated fMRI and daily self-reports. *PloS ONE, 8* (8): e71863. doi: 10.1371/journal.pone.0071863

Schiepek, G., Wegener, C., Wittig, D. & Harnischmacher, G. (1998). *Synergie und Qualität in Organisationen. Ein Fensterbilderbuch.* Tübingen: dgvt.

Schiepek, G., Zellweger, A., Kronberger, H., Aichhorn, W. & Leeb, W. (2011). Psychotherapie. In G. Schiepek (Hrsg.), *Neurobiologie der Psychotherapie* (S. 567–592). Stuttgart: Schattauer.

Schmidt, G. (2011). Berater als „Realitätenkellner" und Beratung als koevolutionäres Konstruktionsritual für zieldienliche Netzwerkaktivierungen – einige hypnosystemische Implikationen. In W. Leeb, B. Trenkle & W. Weckenmann (Hrsg.), *Der Realitätenkellner – Hypnosystemische Konzepte in Beratung, Coaching, Supervision* (S. 18–35). Heidelberg: Carl-Auer-Systeme.

Schwantner, K. (2012). Süßer Vogel Jugend – Langsame systemische Therapie mit sozial-emotional benachteiligten Jugendlichen. *Systemische Notizen, 50,* 6–26.

Schweitzer, J. & Schlippe, A. von (1998). *Lehrbuch der systemischen Therapie und Beratung II. Das störungsspezifische Wissen.* Göttingen: Vandenhoeck & Ruprecht.

Seligman, M. (1995). The effectiveness of psychotherapy: the Consumer Reports study. *American Psychologist, 50,* 965–974. doi: 10.1037/0003-066X.50.12.965

Selvini-Palazzoli, M., Cirillo, S., Selvini, M. & Sorrentino, A.M. (1999). *Anorexie und Bulimie. Neue familientherapeutische Perspektiven.* Stuttgart: Klett-Cotta.

Singer, W. (2011). Das Gehirn – ein komplexes, sich selbst organisierendes System. In G. Schiepek (Hrsg.), *Neurobiologie der Psychotherapie* (2., völlig überarbeitete und erweiterte Auflage, S. 133–141). Stuttgart: Schattauer.

Snyder, C.R., Michael, S.T. & Cheavens, J.S. (2001). Hoffnung: Grundlage des gemeinsamen Faktors Placebo und Erwartung. In M.A. Hubble, B.L. Duncan & S.D. Miller (Hrsg.), *So wirkt Psychotherapie. Empirische Ergebnisse und praktische Folgerungen* (S. 193–219). Dortmund: Verlag Modernes Lernen.

Sparks, J.A. & Duncan, B.L. (2010). Common factors in couple and family therapy: must all have prices? In B.L. Duncan, S.D. Miller, B. Wampold & M.A. Hubble (Eds.), *The heart and soul of change* (2nd ed., pp. 357–391). Washington, DC: American Psychological Association.

Stierlin, H. (1997). Verrechnungszustände: Über Gerechtigkeit in sich wandelnden Beziehungen. *Familiendynamik, 22,* 146–155.

Strunk, G. & Schiepek, G. (2006). *Systemische Psychologie. Einführung in die komplexen Grundlagen menschlichen Verhaltens.* Heidelberg: Spektrum Akademischer Verlag.

Strunk, G. & Schiepek, G. (2014). *Therapeutisches Chaos* (Systemische Praxis). Göttingen: Hogrefe.

Stulz, N., Lutz, W., Leach, C., Lucock, M. & Barkham, M. (2007). Shapes of early change in psychotherapy under routine outpatient conditions. *Journal of Consulting and Clinical Psychology, 75,* 864–874. doi: 10.1037/0022-006X.75.6.864

Tallman, K. & Bohart, A.C. (2001). Gemeinsamer Faktor Klient: Selbst-HeilerIn. In M.A. Hubble, B.L. Duncan & S.D. Miller (Hrsg.), *So wirkt Psychotherapie. Empirische Ergebnisse und praktische Folgerungen* (S. 193–219). Dortmund: Verlag Modernes Lernen.

Tang, T., DeRubeis, R., Beberman, R. & Pham, T. (2005). Cognitive changes, critical sessions, and sudden gains in Cognitive-Behavioral Therapy for depression. *Journal of Consulting and Clinical Psychology, 73,* 168–172. doi: 10.1037/0022-006X.73.1.168

Tang, T., DeRubeis, R., Hollon, S., Amsterdam, J. & Shelton, R. (2007). Sudden gains in Cognitive Behavioral Therapy of depression and depression relapse/recurrence. *Journal of Consulting and Clinical Psychology, 75,* 404–408. doi: 10.1037/0022-006X.75.3.404

Tang, T., Luborsky, L. & Andrusyna, T. (2002). Sudden gains in recovering from depression: are they also found in psychotherapies other than Cognitive-Behavioral Therapy? *Journal of Consulting and Clinical Psychology, 70,* 444–447.

Tiedemann, F. (2004). Gezielte Prozesssteuerung bei sexuellen Themen in der Paartherapie. *Familiendynamik, 2,* 161–176.

Tolstoi, L.N. (1932). *Anna Karenina.* Berlin: Koch.

Tomm, K. (1989). Externalizing the problem and internalizing personal agency. *Journal of Strategic and Systemic Therapies, 8,* 54–59.

Tomm, K. (1994). *Die Fragen des Beobachters.* Heidelberg: Carl-Auer.

van der Kolk, B.A. (Ed.). (1987). *Psychological Trauma.* Washington, D.C.: American Psychiatric Press.

van Gennep, A. (1986). *Übergangsriten.* Frankfurt: Campus.

Weinfield, N.S., Ogawa, J.R. & Sroufe, L.A. (1979). Early attachment as a pathway to adolescent peer competence. *Journal of Research on Adolescence, 7,* 241–265.

Weingarten, K. (1999). Das Unscheinbare und das Gewöhnliche. *Familiendynamik, 24,* 29–50.

Weiss, T. & Haertel-Weiss, G. (1995). *Familientherapie ohne Familie: Kurztherapie mit Einzelpatienten.* München: Piper.

Werner, E.E. & Smith, R.S. (1982). *Vulnerable but invincible. A longitudinal study of resilient children and youth.* New York: McGraw-Hill.

Werner, E.E. & Smith, R.S. (1992). *Overcoming the odds. High risk children from birth to adulthood.* Ithaca, NY: Cornell University Press.

White, M. (1997). *Narratives of therapists' lives.* Adelaide, AUS: Dulwich Centre Publications.

White, M. (1998a). Notes on narrative metaphor and narrative therapy. In C. White & D. Denborough (Eds.), *Introducing narrative therapy* (pp. 3–24). Adelaide, AUS: Dulwich Centre Publications.

White, M. (1998b). Notes on power and the culture of therapy. In C. White & D. Denborough (Eds.), *Introducing narrative therapy* (pp. 131–138). Adelaide, AUS: Dulwich Centre Publications.

White, M. (2000). *Reflections on narrative practice. Essays and interviews.* Adelaide, AUS: Dulwich Centre Publications.

White, M. (2007). *Maps of narrative therapy.* New York: Norton.

Wilken, B. (2010). *Methoden der kognitiven Umstrukturierung. Ein Leitfaden für die psychotherapeutische Praxis.* Stuttgart: Kohlhammer.

Willke, H. (1988). Systemtheoretische Grundlagen des therapeutischen Eingriffs in autonome Systeme. In L. Reiter, E.J. Brunner & S. Reiter-Theil (Hrsg.), *Von der Familientherapie zur systemischen Perspektive* (S. 41–50). Berlin: Springer.

Wittchen, H.U., Unland, H. & Knäuper, B. (1994). Interview. In R.D. Stieglitz & U. Baumann (Hrsg.), *Psychodiagnostik psychischer Störungen* (S. 107–125). Stuttgart: Enke.

Zeig, J. (2002). *Einzelunterricht bei Erickson*. Heidelberg: Carl-Auer-Systeme.
Zimbardo, P.G. & Gerrig, R.J. (2004). *Psychologie* (16. Aufl.). München: Pearson.

Diskografie

Baez, Joan & Williams, Dar: You're aging well. *Ring them bells*, CD, US: Angel Records, 1995.
Dylan, Bob: Don't think twice, it's allright. *The freewheelin' Bob Dylan*, LP, US: Columbia, 1963.
Dylan, Bob: A hard rain's a-gonna fall. *The freewheelin' Bob Dylan*, LP, US: Columbia, 1963.
Dylan, Bob: It ain't me babe. *Another side of Bob Dylan*, LP, US: Columbia, 1964.
Dylan, Bob: The lonesome death of Hattie Carroll.. *The freewheelin' Bob Dylan*, LP, US: Columbia, 1963.
Dylan, Bob: New morning. *New morning*, LP, US: Columbia, 1970.
Dylan, Bob: North Country blues. *The freewheelin' Bob Dylan*, LP, US: Columbia, 1963.
Dylan, Bob: The times they are a-changin'. *The freewheelin' Bob Dylan*, LP, US: Columbia, 1963.
Dylan, Bob: Watching the river flow. *Bob Dylan's greatest hits volume II,* LP, US: Columbia, 1971.
Dylan, Bob: When the ship comes in. *The freewheelin' Bob Dylan*, LP, US: Columbia, 1963.
Guthrie, Woody: Deportees (Plane Wreck at Los Gatos). Words by Woody Guthrie, music by Marty Hoffman. Copyright 1961, 1963, Ludlow Music Inc of New York. Published in P. Seeger & B. Reiser (1986), *Carry it on! A history in song and picture of the working men and women of America*. Bath, UK: Blandford Press.
Guthrie, Woody: This land is your land. *Work songs to grow on*, LP, US: Folkways, 1947.
Jagger, Mick & Richards, Keith: As tears go by. *December's children (and everybody's)*, LP, US: London Records, 1965.
Jagger, Mick & Richards, Keith: Time is on my side. *Still life (American concert 1981)*, LP, UK/US: Rolling Stones/Virgin, 1982.
Lennon, John: Imagine. *Imagine*, LP, UK/US: Apple, 1971.
Lennon, John & McCartney, Paul: A day in the life. *Sgt. Pepper's Lonely Hearts Club Band*, LP, UK: Parlophone (EMI), 1967.
Lennon, John & McCartney, Paul: Dear prudence. *The Beatles*, LP, UK: Apple, 1968.
Lennon, John & McCartney, Paul: The end. *Abbey road*, LP, UK: Apple, 1969.
Lennon, John & McCartney, Paul: Hey Jude. *Hey Jude*, LP, UK: Apple, 1970.
Lennon, John & McCartney, Paul: Julia. *The Beatles*, LP, UK: Apple, 1968.
Lennon, John & McCartney, Paul: The long and winding road. *Let it be*, LP, UK: Apple, 1970.
Lennon, John & McCartney, Paul: Nowhere man. *Rubber soul*, LP, UK: Parlophone (EMI), 1965.
Lennon, John & McCartney, Paul: With a little help from my friends. *Sgt. Pepper's Lonely Hearts Club Band*, LP, UK: Parlophone (EMI), 1967.
Mitchell, Joni: Both sides now. *Both sides now*, CD, UK: Reprise, 2000.
Mitchell, Joni: A case of you. *Blue*, LP, US: Reprise, 1971.
Mitchell, Joni: The circle game. *Both sides now*, CD, UK: Reprise, 2000.
Ratzenbeck, Peter: Waldviertler Nächte. *Peter's fancy*, CD, DE: Stockfisch, 2001.
Simon, Paul: American tune. *There goes rhymin' Simon*, LP, JP: CBS/Sony, 1979.
Simon, Paul: Born in Puerto Rico. *Songs from the Capeman*, CD, US: Warner Bros., 1997.
Sting: Fields of gold. *Ten summoner's tales*, CD, UK: A&M, 1993.
Sting: Fragile. *Nothing like the sun*, CD, UK: A&M, 1987.
Sting: The hounds of winter. *Mercury falling*, CD, UK: A&M, 1996.
Sting: Why should I cry for you. *The soul cages*, CD, UK: A&M, 1991.
Taylor, James: You can close your eyes. *Mud slide and slim and the blue horizon*, LP, US: Warner Broth. Records, 1971.

Sachregister

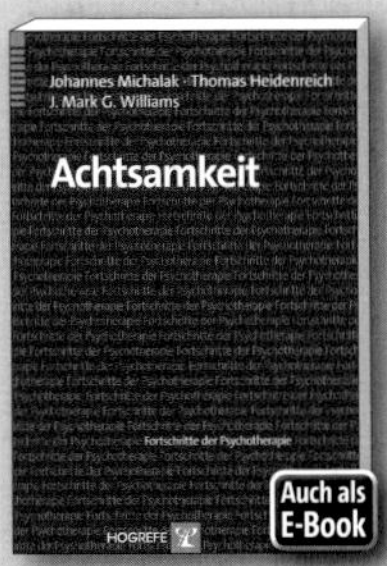

Johannes Michalak
Thomas Heidenreich
J. Mark G. Williams

Achtsamkeit

(Reihe: »Fortschritte der Psychotherapie«, Band 48)
2012, VI/83 Seiten,
€ 19,95 / CHF 28,50
(Im Reihenabonnement
€ 15,95 / CHF 22,90)
ISBN 978-3-8017-2236-4

Der Band gibt einen anwendungsbezogenen Überblick über die theoretischen Hintergründe und Methoden achtsamkeitsbasierter therapeutischer Arbeit.

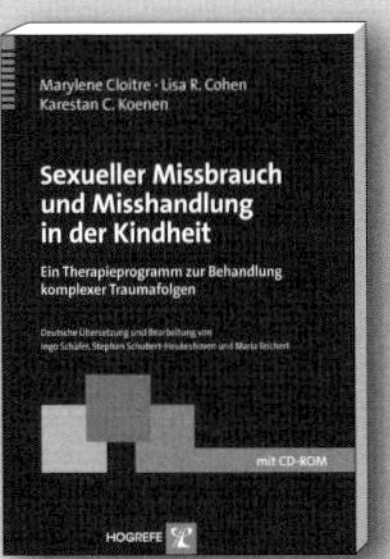

Marylene Cloitre · Lisa R. Cohen
Karestan C. Koenen

Sexueller Missbrauch und Misshandlung in der Kindheit

Ein Therapieprogramm zur Behandlung komplexer Traumafolgen

(Reihe: »Therapeutische Praxis«)
2014, 318 Seiten, Großformat,
inkl. CD-ROM, € 59,95 / CHF 79,–
ISBN 978-3-8017-2478-8

Das Manual beschreibt ein zweiphasiges Therapieprogramm zur Behandlung von Erwachsenen, die an den Folgen von sexuellem Missbrauch und Misshandlung in der Kindheit leiden.

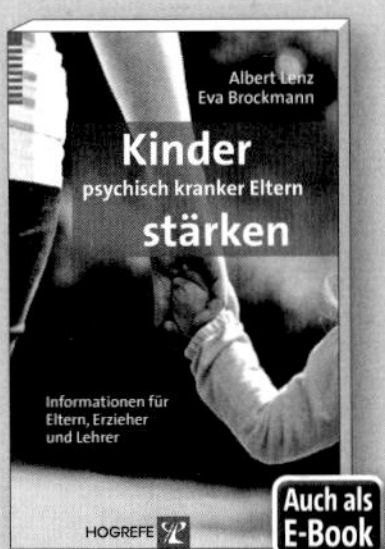

Albert Lenz · Eva Brockmann

Kinder psychisch kranker Eltern stärken

Informationen für Eltern, Erzieher und Lehrer

2013, 159 Seiten, Kleinformat,
€ 16,95 / CHF 24,50
ISBN 978-3-8017-2420-7

Welche Faktoren stärken die Kinder psychisch kranker Eltern? Was zeichnet resiliente Kinder aus? Wie können psychisch kranke Eltern, Erzieher und Lehrer die Resilienz von Kindern und Jugendlichen stärken? Der Ratgeber liefert hilfreiche Antworten zu diesen Fragen.

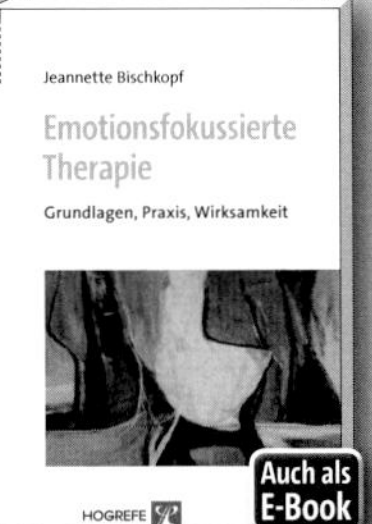

Jeannette Bischkopf

Emotionsfokussierte Therapie

Grundlagen, Praxis, Wirksamkeit

2013, 186 Seiten,
€ 29,95 / CHF 39,90
ISBN 978-3-8017-2209-8

Der Band informiert über die Grundlagen und Wirksamkeit der Emotionsfokussierten Therapie und stellt wichtige Interventionsstrategien anhand von Beispielen dar.

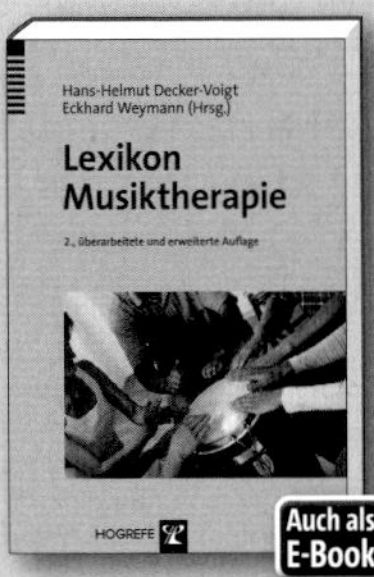

Hans-Helmut Decker-Voigt
Eckhard Weymann (Hrsg.)

Lexikon Musiktherapie

2., überarbeitete und erweiterte Auflage 2009,
XVII/574 Seiten, geb.,
€ 59,95 / CHF 79,–
ISBN 978-3-8017-2162-6

In zweiter, überarbeiteter und erweiterter Auflage stellt dieses bewährte Handbuch kompakt aufbereitet und verständlich geschrieben die zentralen Positionen dieser künstlerischen Therapieform dar.

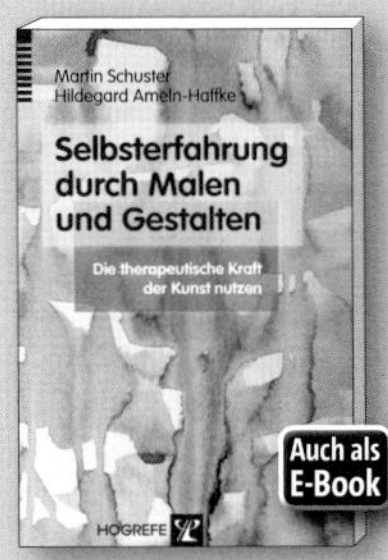

Martin Schuster
Hildegard Ameln-Haffke

Selbsterfahrung durch Malen und Gestalten

Die therapeutische Kraft der Kunst nutzen

2013, 186 Seiten, Kleinformat,
€ 19,95 / CHF 28,50
ISBN 978-3-8017-2405-4

Der Ratgeber beschreibt anhand zahlreicher Fotos und Beispiele verschiedene kunsttherapeutische Übungen. Mit deren Hilfe können Selbstheilungskräfte freigesetzt werden, die so zu mehr Lebensfreude beitragen können.

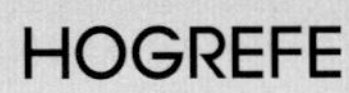

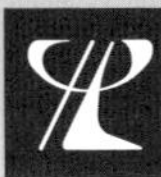

Hogrefe Verlag GmbH & Co. KG
Merkelstraße 3 · 37085 Göttingen · Tel.: (0551) 99950-0 · Fax: -111
E-Mail: verlag@hogrefe.de · Internet: www.hogrefe.de